普通高等教育"十二五"规划教材

全国高等医药院校规划教材

微生物学与
免疫学实验教程

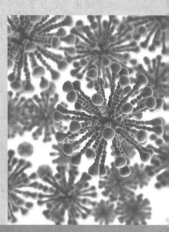

主编 郭 焱 许礼发 李 妍

清華大学出版社

北京

内容简介

本教材共分免疫学实验、病原微生物学实验、药物微生物学检查、附录四个部分。实验内容与规划教材相匹配，以基本技能实验为主，体现重基础的原则，同时增加了当前免疫学研究常用的前沿技术；实验项目多样化，适合多层次学生使用，可供不同专业、不同层次授课对象选用；避免了微生物学与免疫学相同技术的重复；增加了药物微生物学检查，可供高等医药院校本科生、研究生和相关专业教师使用。

图书在版编目（CIP）数据

微生物学与免疫学实验教程/郭焱,许礼发,李妍主编. —北京：清华大学出版社，2014(2024.2 重印)
普通高等教育"十二五"规划教材·全国高等医药院校规划教材
ISBN 978-7-302-35301-0

Ⅰ. ①微… Ⅱ. ①郭… ②许… ③李… Ⅲ. ①医学微生物学－实验－高等学校－教材②医学－免疫学－实验－高等学校－教材 Ⅳ. ①R37－33②R392－33

中国版本图书馆 CIP 数据核字(2014)第 018862 号

责任编辑：罗 健 王 华
封面设计：戴国印
责任校对：王淑云
责任印制：曹婉颖

出版发行：清华大学出版社
　　　　网　　　　址：https://www.tup.com.cn, https://www.wqxuetang.com
　　　　地　　　　址：北京清华大学学研大厦 A 座　　　　邮　　编：100084
　　　　社 总 机：010-83470000　　　　邮　　购：010-62786544
　　　　投稿与读者服务：010-62776969, c-service@tup. tsinghua. edu. cn
　　　　质量反馈：010-62772015, zhiliang@tup. tsinghua. edu. cn
印 装 者：大厂回族自治县彩虹印刷有限公司
经　　销：全国新华书店
开　　本：185mm×260mm　　　印　　张：8.75　　　字　　数：231 千字
版　　次：2014 年 3 月第 1 版　　　印　　次：2024 年 2 月第 11 次印刷
定　　价：29.80 元

产品编号：054828-02

编 者 名 单

主　编　郭　焱　许礼发　李　妍

副主编　姜　成　鞠晓红　刘　斌

编　者　（以姓氏拼音为序）

顾红缨　（长春中医药大学）

郭　焱　（长春中医药大学）

侯殿东　（辽宁中医药大学）

黄红兰　（吉林大学）

黄　晶　（吉林大学）

姜　成　（福建中医药大学）

鞠晓红　（吉林医药学院）

阚俊明　（长春中医药大学）

李　欣　（长春中医药大学）

李　妍　（吉林医药学院）

刘　斌　（长春中医药大学）

刘　芬　（福建中医药大学）

朴松兰　（长春中医药大学）

史文婷　（长春中医药大学）

宋福春　（安徽理工大学）

王艾琳　（北华大学）

王冰梅　（长春中医药大学）

王淑敏　（长春中医药大学）

王月华　（吉林医药学院）

许礼发　（安徽理工大学）

于伟光　（长春中医药大学）

赵　雷　（长春中医药大学）

赵良中　（吉林医药学院）

周晓晶　（长春中医药大学）

PREFACE 前 言

随着生命科学的发展，微生物学与免疫学已渗透到生命科学的各个领域，成为生命科学及相关学科与科研不可缺少的部分，微生物学与免疫学实验也是医学、药学、生物技术等专业本科学生必修的基础实验课程。为了适应现代科学技术的发展，适应高校教学改革，提高教学质量，培养开拓、创新型高级人才，我们根据多年的教学经验和生命科学发展趋势，在传统微生物学与免疫学实验的基础上，探讨新的实验教学方法，编写了本实验教程。本实验教材可供高等医药院校各专业、各层次学生选用。

本实验教程由免疫学实验、病原微生物学实验、药物微生物学检查及附录四个部分组成。第一部分除了介绍免疫学基本技术操作外，还系统介绍了当前免疫学研究常用的免疫荧光、免疫组织化学、免疫印迹、免疫胶体金、化学发光免疫分析等技术的原理、种类、应用和前沿发展状况；第二部分和第三部分所选实验与规划教材相匹配，对每个实验的基本原理、试剂配制、实验步骤、实验器材等都做了较为详细的叙述。通过较系统的训练，培养学生的逻辑思维、综合应用及动手操作能力，建立提高学生实践技能和科研能力培养的课程体系，为今后科研工作打下良好的基础。

在编写过程中，我们既要考虑配合课堂理论学习，又要注意训练学生的基本操作和基本技能，同时也增加了反映新技术、新方法的内容。我们力求保证每个实验的科学性、实用性和可靠性，对其中基本原理、试剂配制、实验步骤、实验器材等都做了较为详细的叙述。我们还对常用的实验仪器使用方法、样品的制备、试剂的配制等做了详细的介绍，使学生使用时更方便、易懂。

本教材是由编写团队在总结多年微生物与免疫实验教学的基础上，总结经验，不断完善并进一步修订而成的，但由于水平有限，在实验选材、编排上难免有不妥之处，恳请读者在使用中提出宝贵意见。

编 者

2014 年 1 月

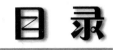

CONTENTS 目 录

第 1 部分

免疫学实验

1 抗原抗体反应

1.1 凝 集 反 应

实验 1 直接凝集试验（玻片法）

【目的要求】 掌握玻片直接凝集试验的原理、操作方法，并能应用该原理进行结果判断及实际应用。

【基本原理】 在适当电解质存在的条件下，将病原微生物或红细胞等颗粒性抗原与相应的已知抗体混合于载玻片上：如两者相对应，则发生特异性的结合，形成肉眼可见的块状凝集物，则为阳性；如两者不相对应，则不发生特异性结合，浑浊均匀，不形成肉眼可见块状凝集物，则为阴性。该试验属定性试验，主要用于未知抗原的检测，常用于人类红细胞 ABO 血型鉴定和细菌的分型、鉴定。

以人类红细胞 ABO 血型鉴定试验为例，人类红细胞 ABO 血型抗原分为两种，即 A 抗原和 B 抗原。红细胞膜上含有 A 抗原为 A 型血，红细胞膜上含有 B 抗原为 B 型血，红细胞膜上含有 A 和 B 两种抗原为 AB 型血，红细胞膜上 A 和 B 两种抗原都不含有为 O 型血。将已知标准抗 A 和抗 B 血清分别与受检者待测红细胞混合，观察有无红细胞凝集块出现：若抗原与抗体相对应，特异性结合，发生凝集，则肉眼可见红细胞块状凝集；反之，则不凝集。由此来判定受检者红细胞膜上是否存在 A 抗原和（或）B 抗原。

【主要材料与设备】

（1）受检者标本。

（2）抗 A 和抗 B 标准血清（常于血清内加适当染料以示区别，A 型为红色，B 型为蓝色）、生理盐水。

（3）刺血针、载玻片、小试管、酒精棉球、消毒干棉球、毛细吸管、牙签（或小玻棒）、光学显微镜、特种铅笔（油性记号笔）、消毒缸等。

【方法】

（1）用特种铅笔（油性记号笔）在洁净载玻片上将其划分为两等份，在每等份角上分别用"A"、"B"二字标注。

（2）用酒精棉球消毒受检者的手指尖端皮肤（或耳垂），待干后，用刺血针刺破皮肤，取 1～2 滴血放入盛有 1ml 生理盐水的试管中混匀，制成浓度约为 1‰ 的红细胞悬液。

（3）在载玻片 A、B 格内分别滴加抗 A 标准血清和抗 B 标准血清各 1 滴。

（4）用毛细滴管吸取浓度约为 1‰ 的待检红细胞悬液，分别各加 1 滴于载玻片上的抗 A 标准血清和抗 B 标准血清中。用牙签（或小玻棒）分别将 1‰ 待检红细胞悬液与抗 A 标准血清或抗 B 标准血清搅拌混匀（注意不能交叉使用牙签），为使其充分混匀，也可轻轻晃动载玻片。使用过的牙签（或小玻棒）要置于消毒缸内。

（5）1‰待检红细胞悬液与抗 A 标准血清或抗 B 标准血清搅拌混匀后，将载玻片平置于实验台上，5～10min 后在白色背景下观察有无肉眼可见的凝集块出现。若肉眼观察不够清楚，可在低倍显微镜下观察。

【结果】　待检红细胞悬液与抗 A 标准血清或抗 B 标准血清混合液由均匀浑浊逐渐变得透明，并有肉眼可见的红色凝集块出现，则为阳性；如果混合液始终浑浊不透明，无肉眼可见的红色凝集块出现，则为阴性。血型鉴定试验结果及判定标准见表 1-1。

表 1-1　血型鉴定试验结果判定标准

血型	血型诊断血清	
	抗 A	抗 B
A 型	＋	－
B 型	－	＋
AB 型	＋	＋
O 型	－	－

注："＋"表示凝集；"－"表示无凝集。

【注意事项】

（1）待检红细胞悬液不宜过稀或过浓，以免影响结果判断。

（2）使用的载玻片要清洁，并用特种铅笔（油性记号笔）做好 A、B 标记，防止结果误判。

（3）观察试验结果要及时，以免标本放置时间过长致标本干涸而影响对结果的观察和判定。

（4）用牙签（或小玻棒）将待检红细胞悬液与抗 A 标准血清或抗 B 标准血清混匀后，要更换牙签（或小玻棒）再混合另一种血清，以免结果误判。

实验 2　直接凝集试验（试管法）

【目的要求】　掌握试管凝集反应的原理和方法以及凝集效价的判定方法。

【基本原理】　试管凝集试验指用一系列试管内的生理盐水对待测血清进行倍比稀释，然后分别在各管内加入等量已知的颗粒性抗原悬液，并与之混匀，经过一定时间的静置后，观察试管底部是否产生肉眼可见的凝集团块。根据凝集程度，对待测血清中未知抗体的相对含量（效价）进行判断。即用已知的颗粒性抗原来测定待测标本中抗体及其相对含量（效价）。

【主要材料与设备】

（1）1‰绵羊红细胞生理盐水混合悬液。

（2）1∶10 抗绵羊红细胞免疫血清（稀释前须在 56℃条件下灭活 30min）。

（3）试管、试管架、生理盐水。

（4）1ml 刻度吸管（微量移液器）、吸液橡皮乳头、恒温培养箱等。

【方法】

（1）将做好标记的 8 支试管，按顺序排列于试管架上，然后每支试管加入生理盐水 0.5ml。

（2）在第 1 支试管中，用吸管吸取 1∶10 抗绵羊红细胞免疫血清 0.5ml 并充分混匀。

（3）用吸管从混匀后的第 1 支试管中吸取 0.5ml 加入第 2 支试管，然后将第 2 支试管混匀后，再吸取 0.5ml 加入第 3 支试管，依次逐个试管进行倍比稀释，直到第 7 支试管混匀后吸取 0.5ml 并弃去。第 8 支试管不加抗绵羊红细胞免疫血清，以生理盐水作为对照。倍比稀释后的 1～7 支试管中抗绵羊红细胞免疫血清的稀释度分别为 1∶20、1∶40、1∶80、1∶160、1∶320、1∶640、1∶1280。

（4）每支试管分别加入充分混匀的1%绵羊红细胞悬液0.5ml。混匀后，第1~7支试管的抗绵羊红细胞免疫血清的最终稀释度分别为1:40、1:80、1:160、1:320、1:640、1:1280、1:2560。

（5）将混匀后的试管放置于37℃恒温箱孵育1h后取出观察并记录实验结果。

【结果】　首先观察第8支试管（对照管），应无抗绵羊红细胞免疫血清，此管应不发生凝集，红细胞由于静置1h，在重力作用下自然沉淀，在管底呈边缘规则的圆盘形。然后从第1支试管开始观察管内沉淀物，来判断凝集程度。不凝集者以"－"表示；"＋＋＋＋"、"＋＋＋"、"＋＋"、"＋"表示凝集强度。"－"：红细胞边缘规则的圆盘形沉于管底，无凝集；"＋"：红细胞呈较大圆盘形沉于管底且其边缘有少量凝集颗粒；"＋＋"：中央呈较小的圆盘形沉于管底且其边缘有明显的凝集颗粒；"＋＋＋"红细胞贴于管底且边缘不整齐；"＋＋＋＋"：边缘呈锯齿状，不规则铺于管底，完全凝集。

凝集效价的判定：以能出现"＋＋"凝集现象的血清最高稀释度为该免疫血清的凝集效价（滴度）。

【注意事项】

（1）血清倍比稀释时要防止跳管，应按照顺序逐管稀释。

（2）为去除补体的活性对凝集结果的影响，免疫血清稀释前，需要在56℃条件下加热30min，使补体灭活。

（3）为防止凝集物摇散，观察结果前不要摇动试管。

（4）免疫血清的凝集效价（滴度）的判断以血清最高稀释度或血清最终稀释度为准。

附1：间接凝集试验

【目的要求】　掌握间接凝集试验的原理、方法及应用。

【基本原理】　可溶性抗原与相应抗体结合不形成肉眼可见的凝集颗粒。将可溶性抗原（或抗体）包被于与反应无关的载体颗粒表面（常见载体颗粒如乳胶颗粒、红细胞等），形成致敏的载体颗粒，再与相应的抗体（或抗原）结合，在适宜电解质存在的条件下，出现凝集现象称为间接凝集反应。以类风湿因子（rheumatoid factor，RF）检测试验为例：临床免疫检验中测定的RF的主要类型为IgM型，还可是IgA或IgG类抗体，是机体产生的抗变性IgG的自身抗体，也是抗人或动物IgG Fc段的抗体。将IgG吸附于聚苯乙烯胶乳颗粒，若待测血清中有RF，可与含有IgG的聚苯乙烯胶乳颗粒发生反应，出现肉眼可见的凝集颗粒；相反，若不含有RF，则不出现凝集颗粒。这种方法灵敏度和特异性均不高，只能定性检出血清中的IgM型RF。

【主要材料与设备】

（1）新鲜待测血清。

（2）RF（含IgG聚苯乙烯）胶乳颗粒试剂。

（3）阳性对照试剂、阴性对照试剂。

【方法】

（1）取出并核对检测试剂（RF胶乳颗粒试剂、阳性对照试剂、阴性对照试剂）。

（2）在3个反应板中分别滴加未稀释新鲜待测血清1滴（20μl），并标记为1号、2号、3号反应板，然后在1号反应板加RF胶乳颗粒试剂1滴，2号反应板加阳性对照试剂1滴，3号反应板加阴性对照试剂各1滴，并轻轻摇动使其与血清充分混匀。

（3）2min后，观察各反应板有无颗粒样凝集物沉淀。

【结果】　2min后，阳性对照出现白色颗粒样凝集物沉淀，阴性对照液体内无颗粒样凝集物沉淀。待测血清若含有 RF，则出现白色颗粒样凝集物沉淀；若不含有 RF，则无沉淀。

【注意事项】

（1）试剂盒置于 2～10℃ 条件下保存，切忌冷冻。

（2）使用前要将试剂预置，使其温度达到室温，分别观察有无肉眼可见絮状沉淀，若有，则不能使用。

附 2：间接凝集抑制试验

【目的要求】　掌握间接凝集抑制试验的原理、操作方法及其用途。

【基本原理】　本实验主要用于待测样品中可溶性抗原的检测。用已知的抗体检测待测样品中有无相应的可溶性抗原：若含有相应的可溶性抗原，抗原与对应抗体特异性结合，再加入含有相同抗原的致敏颗粒（作为载体），不发生凝集现象，为阳性；若不含有相应的可溶性抗原，抗原与抗体不发生结合，再加入含有相同抗原的致敏颗粒（作为载体），已知抗体可与含有相同抗原的致敏颗粒（作为载体）特异性结合，发生凝集现象，为阴性。本试验常用于妊娠早期诊断或某些传染病的辅助诊断等。以妊娠早期诊断（乳胶妊娠试验）为例：正常人尿液中不含有人绒毛膜促性腺激素（human chorionic gonadotropin，HCG）。将含有 HCG 的待测的孕妇尿液加入一定量的已知 HCG 抗体，再加入含有相同抗原的乳胶颗粒（吸附有 HCG 抗原的乳胶颗粒），无肉眼可见凝集颗粒，试验为阳性，即待测样品中的 HCG 抑制了 HCG 抗体与 HCG 抗原乳胶颗粒的结合；反之，则为阴性。

【主要材料与设备】

（1）待检尿液、孕妇尿液（含 HCG）、正常尿液（或生理盐水）。

（2）抗血清（兔抗人 HCG 抗体）、聚苯乙烯胶乳抗原（吸附有 HCG 抗原的乳胶颗粒）。

（3）黑色玻璃板（或载玻片）、滴管、记号笔、牙签、光学显微镜等。

【方法】

（1）用记号笔标记含有 3 个直径为 2.5～3.0cm 漆圈的黑色玻璃板，且圈 1 检测待检尿液，圈 2 检测孕妇 HCG 阳性尿液，圈 3 检测正常尿液（或生理盐水）。

（2）用洁净的滴管分别吸取待检尿液、孕妇 HCG 阳性尿液、正常尿液（或生理盐水）于圈 1、圈 2、圈 3 内，然后在各圈内分别滴加 1 滴抗血清（兔抗人 HCG 抗体），用牙签混匀各圈内液体，轻轻连续摇动 1～2min。

（3）各圈再各滴加 1 滴聚苯乙烯胶乳抗原（吸附有 HCG 抗原的乳胶颗粒），用牙签混匀，轻轻连续摇动 2～5min 后观察结果（表 1-2）。

表 1-2　乳胶妊娠试验

	圈 1（试验圈）	圈 2（阳性对照圈）	圈 3（阴性对照圈）
结果	凝集或不凝集	不凝集	凝集

【结果】　阳性对照圈检测样本为孕妇 HCG 阳性尿液，不出现凝集颗粒，呈乳胶状，说明检测样本中含有 HCG；阴性对照圈检测样本为正常尿液（或生理盐水）出现肉眼可见的凝集颗粒，说明检测样本中不含有 HCG；试验圈检测样本为待检尿液，如出现均匀一致的凝集颗粒，则为阴性，待检样本中不含有 HCG，为非妊娠尿；如不出现凝集颗粒，则为阳性，待检样本中含有 HCG，为妊娠尿。

【注意事项】

（1）不同样本混匀用的牙签和滴管不能交叉使用，防止结果误判。

（2）所用试剂〔如抗血清（兔抗人 HCG 抗体）、聚苯乙烯胶乳抗原（吸附有 HCG 抗原的乳胶颗粒）〕使用时要摇匀且必须在有效期内使用。

（3）如肉眼不能观察到凝集颗粒，可在光学显微镜低倍镜下观察样本。

（4）试验操作方法严格按照规定步骤，不能混淆待测标本和试剂的加入顺序，否则影响结果判断。

1.2　沉　淀　反　应

实验 3　单向琼脂扩散试验

【目的要求】　了解单向琼脂扩散试验的原理和操作方法。

【基本原理】　该实验系定量试验，将某种抗体混合于琼脂内，然后倾注于载玻片上，制成含抗体的琼脂板，然后在琼脂板上琼脂层打孔，再加一定量的抗原于孔内，孔内抗原向四周扩散，而琼脂内抗体不再扩散。当抗原与相应已知抗体在琼脂内比例合适时，形成肉眼可见的白色沉淀环（由抗原抗体复合物构成），其直径（或面积）与抗原浓度成正比。以沉淀环直径为纵坐标，抗原浓度为横坐标，分别用不同浓度的标准抗原制成标准曲线，待测抗原含量可根据其沉淀环直径大小，从标准曲线上中求得。本试验主要用于检测补体成分和免疫球蛋白（IgG、IgA 等）的含量。

【主要材料与设备】

（1）抗原：待测血清、参考血清（用以制成标准曲线）。

（2）抗体：羊抗人 IgG 单价诊断血清。

（3）生理盐水、3％生理盐水琼脂、微量加样器、载玻片、直径 3mm 打孔器、温箱、湿盒等。

【方法】

（1）含抗体琼脂板的制备：取羊抗人 IgG 单价诊断血清，如诊断血清单向扩散效价为 1∶80，则将 0.3ml 诊断血清加入 11.7ml 生理盐水中，制成 1∶40 的诊断血清稀释液，混合均匀后，置于 56℃水浴中恒温 2～3min。然后将制备好的 3％生理盐水琼脂加热溶化（沸水浴或微波炉加热溶化），置于 56℃水浴中，待恒温后，加入等量 1∶40 的诊断血清稀释液，混匀后，迅速浇注载玻片上，每片约 3.5ml，待载玻片冷却凝固，此时抗体琼脂板中抗血清按 1∶80 比例稀释。

（2）稀释待测血清：用生理盐水将待检血清 1∶40 稀释。

（3）打孔：在制备的凝固抗体琼脂板上用直径 3mm 打孔器打孔，孔间距约 15mm，注射器针头挑琼脂时，勿将孔缘损坏。

（4）加样：用加样器吸取已稀释待测血清 $10\mu l$，每份标本加 2 个孔，每孔加满但不能溢出。

（5）温育：将加样后的载玻片置于湿盒内，放于 37℃恒温箱中，24～48h 后观察结果。

【结果】　用标准尺精确测量肉眼可见白色沉淀环的直径，取待测样品 2 孔的平均值，若沉淀环不太圆，可记录其直径的最大值和最小值的平均数。从标准曲线上查得相应 IgG 含量。

【注意事项】

（1）制备抗体琼脂板时，必须将诊断血清与琼脂充分混匀，浇板时速度要均匀，不能使琼脂冲出载玻片外，制备的抗体琼脂板要平整、均匀，无气泡，布满整个载玻片。

（2）诊断血清与琼脂混匀过程中，温度要控制在 56℃，温度过高，会使抗体变性或降低其活性，温度过低，会使琼脂凝固不能浇板或诊断血清与琼脂不能充分混匀。

（3）打孔时要避免水平移动，防止琼脂板裂开或脱离载玻片。

（4）本试验是定量试验，必须严格控制可能影响检测结果的各种因素，如琼脂的浓度、浇板的均匀度、稀释抗原的浓度等。

实验 4　双向琼脂扩散试验

【目的要求】　了解双向琼脂扩散试验的原理和操作过程。

【基本原理】　将可溶性抗原与相应抗体分别加入到琼脂凝胶板上相对应的小孔内（一般相邻近的小孔），抗原和相应抗体分别向周围扩散。当抗原与相应抗体相遇时发生特异性结合，两者在最适浓度比例时形成清晰的白色沉淀线。根据沉淀线是否出现，可用已知抗原（或抗体）来鉴定未知的抗体（或抗原），常用于对抗原或抗体的定性分析、纯度测定，也可对其进行半定量检测。

【主要材料与设备】

（1）羊抗人 IgG 诊断血清、15g/L 盐水琼脂。

（2）待测血清、阳性血清（阳性对照）。

（3）直径 3mm 打孔器、微量加样器、载玻片、吸管、湿盒、温箱等。

【方法】

（1）琼脂板的制备：将载玻片水平放置于桌面上，用 5～10ml 吸管吸取 15g/L 盐水琼脂 3.5ml，浇注于载玻片上。

（2）打孔：待浇注琼脂凝固后，用直径 3mm 打孔器打孔，孔型一般为梅花形，孔间距约 5mm，用注射器针头挑琼脂时，勿将孔缘损坏。

（3）加样：用加样器吸取羊抗人 IgG 诊断血清 $10\mu l$，加入中间孔，而周围孔用加样器分别加入待测血清和阳性对照各 $10\mu l$。每孔加满但不能溢出。若对抗体的效价进行测定，抗体要做倍数稀释后加入周围孔，而待测抗原加入中央孔。

（4）温育：将加过样的琼脂板置于湿盒中，放于 37℃ 恒温箱内，24h 后观察结果。

【结果】　若抗原与相应抗体之间出现一条白色沉淀线，说明抗原和抗体仅含有一种相应成分，若有多条白色沉淀线，提示抗原和抗体含有多种相应成分。若对待测血清抗体效价进行测定，以出现沉淀线的最高稀释倍数作为该抗体的效价。

【注意事项】

（1）浇板时，速度要均匀，不能太快，防止琼脂倾出载玻片，也不能太慢，否则，易使琼脂凝结，导致表面凹凸不平，同时尽量避免气泡的产生。

（2）打孔时，尽量避免水平移动，导致琼脂裂开或脱离载玻片，用注射器挑琼脂时，要避免孔的边缘损坏，加样要满但不能溢出。

实验 5　对流免疫电泳试验

【目的要求】　掌握对流免疫电泳的原理与操作方法；熟悉其应用范围。

【基本原理】　该试验是在双向免疫扩散基础上加电泳的一种定向免疫扩散技术。在 pH 8.4 以上的缓冲液中，多数蛋白质类抗原带负电荷，在电场力的作用下向阳极移动；抗体大多数属于丙种免疫球蛋白，相对分子质量大，电场力作用下移动慢，且等电点高，仅带微弱负电荷，因电渗力的作用向负极倒退。琼脂板上打两排孔，靠阳极端一侧加抗体，靠近阴极端一侧加抗原，在电场力和电渗力的作用下，抗体和抗原分别向阴极和阳极定向移动，当抗原和抗体比例适当时在两孔间形成白色沉淀线。本试验可用于抗原、抗体的快速诊断和定性鉴别。以血清甲胎蛋白（alpha fetoprotein，AFP）检测为例。

【主要材料与设备】

（1）待测血清。

（2）巴比妥缓冲液（0.05mol/L，pH8.6）。

（3）甲胎蛋白诊断血清、肝癌病人 AFP 阳性血清。

（4）直径 3mm 打孔器、微量加样器、载玻片、吸管、电泳仪、电泳槽等。

【方法】

（1）制备琼脂板：用巴比妥缓冲液（0.025mol/L、pH8.6）配制 1.2%～1.5%琼脂，然后加热溶化琼脂（水浴法），将洁净载玻片平置于桌面，用吸管吸取 3.5ml 浇注载玻片上。

（2）打孔：待琼脂冷凝后用直径 3mm 打孔器打孔 2 排 4 个孔，孔间距 4～5mm，孔底可补以少量琼脂，使琼脂与载玻片紧贴。

（3）加样：用微量加样器吸取甲胎蛋白诊断血清加入阳极端一侧 2 孔，每孔 10μl，阴极端一侧 2 孔分别加入待测血清、肝癌病人 AFP 阳性血清，每孔 10μl。

（4）电泳：加好样后，将琼脂板置于电泳槽上，加入抗体、抗原的孔分别朝阳极、阴极端，其两端分别用 4 层湿纱布与巴比妥缓冲液（0.05mol/L、pH8.6）相连，控制电泳仪的电流为 10mA（载玻片宽 2.5cm，每 1cm 宽需电流 4mA），每 1cm 长需端电压约 6V，电泳时间 45～60min。关闭电源，取出琼脂板，观察电泳结果。

【结果】 电泳毕，将琼脂板置黑色背景上方，观察抗原与抗体孔之间有无白色沉淀线，若抗原（待测标本）与抗体之间有白色沉淀线，该待检血清为 AFP 阳性血清；相反，则为阴性。

【注意事项】

（1）加样时，尽量避免气泡产生及加样孔边缘的破损，影响结果。

（2）电泳过程中，抗原端和抗体端的阴极和阳极不能接错，否则，在两孔间不产生白色沉淀线。

（3）电泳时，受电泳时间、电场强度、缓冲液 pH 值等因素的影响，避免假阳性的出现。

（4）若孔间距增大，电泳时间要适当地延长。

附3：免疫电泳试验

【基本原理】 免疫电泳是区带电泳和免疫双扩散的结合。在琼脂糖凝胶内，蛋白质抗原经电泳后，按其相对分子质量大小和所带电荷多少，分成若干区带（5～8 条带）。再在样本中蛋白质迁移轴的两侧或两样本之间挖一长槽，注入已知抗体，经一段时间的双向扩散后，抗原抗体在比例最恰当的位置相结合，形成可见的沉淀线（图 1-1）。根据沉淀线的位置和数量确定某种蛋白质抗原的存在与否和纯度。

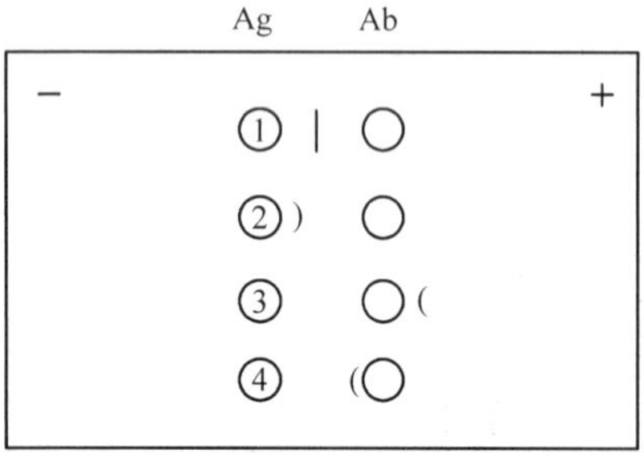

图 1-1　免疫电泳原理及结果判读

【目的要求】

（1）通过实验的过程，了解免疫电泳的一般步骤和方法。

（2）了解免疫电泳技术的原理。

（3）初步了解免疫电泳技术的临床应用。

【主要材料和设备】

（1）1.5%琼脂糖：用电泳槽缓冲液配制。

（2）电泳槽缓冲液：0.05mol/L，pH8.6 巴比妥缓冲液。

（3）丽春红染液与脱色液：1.0g 丽春红溶于 1.0mol/L 醋酸 500ml、0.10mol/L 醋酸钠 500ml 中。脱色液为醋酸 10ml、乙醇 25ml 和蒸馏水 65ml 的混合液。

（4）抗原：正常人血清。

（5）抗体：兔抗人血清。

（6）载玻片、打孔器、聚苯乙烯塑料条、微量加样器、电泳仪、吸管等。

【方法】

1. 人工操作法

（1）琼脂糖凝胶的制备：取大小适宜的载玻片，清洁液浸泡，流水及蒸馏水浸洗后晾干。将载玻片置于水平台上，浇注已于沸水浴中溶化的琼脂糖凝胶，一般按每 $1cm^2$ 载玻片浇注 $0.16\sim$ 0.17ml，使凝胶的厚度为 1.6～1.7mm。室温放置使凝胶凝固。根据分析目的不同进行打孔。

（2）加样：于样品孔内注入待测样品，与孔缘平齐但无溢出。加样时可加入少许指示剂。

（3）电泳：于琼脂板两端用 2～3 层纱布搭桥，纱布垂入电泳槽缓冲液中，通电电泳，稳定电压 80～100V，电泳 45～90min。以指示剂泳动至离抗体槽正极端 1.0cm 处，即可停止电泳。根据分析目的的不同，于抗体槽中注入相应的抗血清。将琼脂板置于湿盒内，室温扩散。6～8h 及 24h 观察一次，至沉淀线充分显现为止。

（4）沉淀线的观察：可直接用肉眼观察。为做记录，可以照相或将琼脂板于生理盐水中、自来水中交替浸泡，洗去未反应的蛋白。充分洗净后于琼脂凝胶板面上盖一块用水浸湿的涤纶棉布，于室温晾干。根据需要将干板浸于选定的染液中染色、脱色，即可显出清晰的着色沉淀线。

2. 全自动仪器法

（1）标本准备：选择样本盘，将要测定的标本依次加入样本盘内，标本准备完成后置于样品槽内。

（2）凝胶准备：取出试剂盒配套的 SPE 琼脂糖凝胶片，去掉凝胶表面保护板，放入凝胶槽内。

（3）标本测定：按仪器操作说明书进行，仪器将依次自动完成电泳、染色、孵育、脱色、干燥、扫描步骤。

【结果】 如出现可见的沉淀线，即表示该样品中含有相应的抗原。

【注意事项】

（1）加样时不要让样本溢出孔外。

（2）避免血清溶血，否则会影响结果。

（3）未封盖血液样本由于水分蒸发，可能导致结果不准确。

1.3 补体测定

实验 6 补体介导的溶血反应

【目的要求】 了解补体介导的溶血反应的原理和操作方法。

【基本原理】 该试验以红细胞为抗原，相应的抗体（溶血素）主要为 IgM 和 IgG（IgG1、IgG2、IgG3 亚类），抗原与相应抗体结合，形成抗原抗体复合物，该复合物可活化补体的经典途径，最终红细胞上形成膜攻击复合物，导致红细胞的溶解，出现溶血现象。

【主要材料与设备】

（1）2％绵羊血红细胞（sheep red blood cell，SRBC）生理盐水悬液（抗原），抗 SRBC 抗体

（溶血素，适当稀释），补体（豚鼠新鲜血清，适当稀释）。

（2）生理盐水。

（3）试管、试管架、吸管、37℃水浴箱等。

【方法】

（1）取4支洁净的小试管，用记号笔分别标记管号1、2、3、4，其中实验管为1号管，溶血素对照管为2号管，补体对照管为3号管，SRBC对照管为4号管，标记好放置于试管架上，然后加入各成分（表1-3）。

表1-3　补体介导的溶血试验

管号	1 （实验管）	2 （溶血素对照管）	3 （补体对照管）	4 （SRBC对照管）
2%SRBC（ml）	0.25	0.25	0.25	0.25
2单位溶血素（ml）	0.25	0.25	—	—
2单位补体（ml）	0.25	—	0.25	—
0.85%生理盐水（ml）	0.25	0.5	0.5	0.75

（2）将加过样的4支试管摇匀后，放入37℃水浴箱内，30min后观察并记录结果。

【结果】　若试管内出现溶血，管内液体透明呈红色，记录可用"＋"表示；若不出现溶血，管内液体浑浊呈浅红色，记录可用"－"表示。

【注意事项】

（1）试验所用SRBC、抗SRBC抗体、补体必须新鲜。

（2）每个试管加样所用的吸管不能混用，各成分量要准确。

（3）试验所用试管、吸管等玻璃器皿必须要干燥和清洁。

1.4　免疫标记技术

实验7　酶联免疫吸附试验（直接法）

【目的要求】　了解酶联免疫吸附试验直接法的原理，熟悉其操作过程。

【基本原理】　酶联免疫吸附试验（enzyme linked immunosorbent assay，ELISA）是种固相酶免疫测定方法。其基本原理是先将已知抗原或抗体结合在某种固相载体表面，保持其免疫活性，并使抗原或抗体与某种酶联结成酶标抗原或酶标抗体，这种酶标抗原或抗体既保留了其免疫活性，又保留了酶活性；测定时，将待测标本（抗原或抗体）和酶标记抗体或抗原按一定步骤与吸附在固相载体上的抗原或抗体发生反应。用洗涤的方法去除固相载体上的游离物质，剩下结合在固相载体上的抗原或抗体与酶标记抗体或抗原形成的复合物，再加入酶反应底物后，在供氢体的参与下，发生显色反应。显色的深浅与标本中待检物的量直接相关，可根据显色反应的颜色深浅进行定性或定量分析。ELISA法既可用于抗原的测定，也可用于抗体的测定。常见的方法有直接法、间接法、夹心法和竞争法等。本实验以ELISA直接法为例进行学习。

【主要材料与设备】

（1）抗原溶液（纯化的人IgG）。

（2）包被溶液（0.05mol/L、pH9.6碳酸盐缓冲液）：Na_2CO_3 1.59g，$NaHCO_3$ 2.93g，加蒸馏水至1000ml。

（3）洗涤液（0.02mol/L、pH7.4 PBS-0.05％Tween20）。

（4）酶标抗体稀释液：牛血清蛋白0.2g，加洗涤缓冲液至100ml。

（5）HRP标记的抗人IgG抗体或酶标SPA（有商品售）：临用前经适当稀释。

（6）底物缓冲液：0.2mol/L Na_3PO_4 25.7ml，0.1mol/L柠檬酸24.3ml，加蒸馏水至100ml。

（7）HRP底物显色应用液（TMB-H_2O_2系统）：取TMB（2g/L乙醇溶液）0.5ml，加底物缓冲液10ml和0.75％ H_2O_2 溶液32μl。摇匀后立即使用。

（8）显色终止液（2mol/L H_2SO_4 溶液）：取蒸馏水178.3ml，逐滴加入浓硫酸（98％）21.7ml。

（9）聚苯乙烯塑料板酶标孔、100μl加样器和枪头、吸水纸、洗涤瓶、小烧杯、37℃水浴箱、酶标仪等。

【方法】

（1）包被：将包被溶液稀释成5种不同的稀释度——1∶100 000、1∶200 000、1∶400 000、1∶800 000、1∶1 000 000，分别取其100μl依次加入预先准备好的6孔酶标板的第1～5号孔中，第6孔只加100μl包被液，作为阴性对照，37℃下反应4h。

（2）洗涤：取出反应板，弃去反应孔中的液体，将洗涤液注满孔中，静置3min后，弃孔中液体，如此反复3次后在吸水纸上充分拍干，置于4℃下备用。

（3）加入酶结合物：取出反应板，按说明书将稀释好的酶结合物加入反应孔中，每孔中加入100μl，置37℃下反应30min。

（4）洗涤：取出反应板，弃去反应孔中的液体，将洗涤液注满孔中，静置3min后，弃孔中液体，如此反复3次后在吸水纸上充分拍干。

（5）显色：加入HRP底物显色系统溶液，每孔100μl，37℃避光反应10～20min，在此期间观察数次。

（6）终止反应：当第1～5号孔出现明显颜色变化或阴性对照稍有颜色变化时，每孔加入50μl终止液终止反应，于20min内测定实验结果。

【结果】

（1）肉眼判定：明显显色者判定为阳性，否则为阴性。

（2）酶标仪测定：测定反应底物的最大吸收波长OD值。因本实验底物为TMB-H_2O_2系统，最大吸收波长为450nm，因此测定OD_{450}值。

【注意事项】

（1）加洗涤液时，注意不要使洗涤液溢出，以免流入周围孔中，造成交叉污染。

（2）因红细胞破裂时释放过氧化物酶活性物质可干扰结果，因此在标本采集时应尽量避免溶血；因抗凝不完全（特别是肝素抗凝）的标本存在纤维蛋白原的干扰可造成假阳性，因此尽量不用抗凝血。

（3）一般要求标本保存在4℃冰箱中，并在5d内完成检测，若在4℃冰箱内放置过久，易导致血清内IgG聚合。若需保存1周以上，需放置在-20℃下冻存。溶化时需要充分混匀。

（4）如本底对照孔OD值较高，提示有非特异性反应时，可采用兔血清、羊血清等进行封闭。

附4：酶联免疫吸附试验（间接法）

【目的要求】　掌握酶联免疫吸附试验（间接法）的原理；熟悉其操作过程。

【基本原理】　先将抗原结合到某种固相载体表面（保留抗原的免疫活性），然后加入受检血清，若受检血清中含有相应的抗体，则与对应抗原在载体表面形成抗原抗体复合物。经洗涤后再加入酶标记的抗体与之反应。充分反应后，经洗涤加酶底物和显色剂，液体呈现显色反应，其有色产物的量与待测抗体的量成正比。间接法是检测抗体最常用的方法。常用于检测抗 HBsAg 抗体、抗 HCV 抗体等。

【主要材料与设备】

（1）待测人血清。

（2）洗涤液、酶标抗体（辣根过氧化酶-HRP 标记抗体）、TMB 底物显色剂 A、B 液各 1 瓶、终止液。

（3）试管、微量移液器及移液头、已包被抗原的微量酶联反应板和酶标仪等。

【方法】

（1）已包被抗原的微量酶联反应板上每孔加入适量的待测血清 100μl，设阴性对照、阳性对照各 1 孔，阴性对照和阳性对照每孔分别加入 100μl，并设空白对照 1 孔，加生理盐水 100μl，37℃ 温育 20min，然后弃去孔中的液体，用洗涤液注满每孔，每次洗涤 3min，反复洗涤 3 次后，在吸水纸上拍干。

（2）在每个反应孔内分别加酶标抗体 100μl，然后封板，将其置 37℃温育 15min。然后弃去孔中的液体，用洗涤液注满每孔，每次洗涤 3min，反复洗涤 3 次后拍干。

（3）再在每个反应孔内分别加显色剂 A、B 液各 50μl，轻轻摇动数次，然后封板，置 37℃避光静置 10～20min。

（4）取出反应板，每孔加入终止液 50μl，终止反应。

附 5：酶联免疫吸附试验（夹心法）

【目的要求】 掌握 ELISA 双抗体夹心法的原理，熟悉夹心法的基本操作。

【基本原理】 先将具有免疫活性的特异性抗体包被在某种固相载体上，然后加入待测血清，若待测血清中含有相对应抗原，则与相应抗体结合在载体表面形成抗原抗体复合物。经洗涤后再加入酶标记的特异性抗体，载体的表面形成抗体-抗原-酶标记抗体复合物，洗去过剩的酶标记抗体，加酶底物和显色剂，液体呈现显色反应，其有色产物的量与待测抗原的量成正比。夹心法是检测抗原最常用的方法。常用于检测乙肝表面抗原（HBsAg）、甲胎蛋白（AFP）、细胞因子（CK）等。

【主要材料与设备】

（1）待测人血清。

（2）酶标抗体（辣根过氧化酶-HRP 标记抗体），TMB 底物显色剂 A、B 液各 1 瓶，终止液。

（3）试管、微量移液器及移液头、已包被抗体的微量酶联反应板和酶标仪等。

【方法】

（1）已包被抗体的微量酶联反应板上每孔加入适量的待测血清 100μl，设阴性对照、阳性对照各 1 孔，阴性对照和阳性对照每孔分别加入 100μl，并设空白对照 1 孔，加生理盐水 100μl，37℃ 温育 20min，然后弃去孔中的液体，用洗涤液注满每孔，每次洗涤 3min，反复洗涤 3 次后，在吸水纸上拍干。

（2）在每个反应孔内分别加酶标抗体 100μl，然后封板，将其置于 37℃条件下温育 15min。然后弃去孔中的液体，用洗涤液注满每孔，每次洗涤 3min，反复洗涤 3 次后拍干。

（3）再在每个反应孔内分别加显色剂 A、B 液各 50μl，轻轻摇动数次，然后封板，置 37℃条件下避光静置 10～20min。

（4）取出反应板，每孔加入终止液 50μl，终止反应。

【结果】

（1）定性测定：用肉眼观察各反应孔颜色的变化，颜色越深，说明含有待测抗原或抗体的量越高；颜色极浅或无色，说明待测抗原或抗体的量极少或不含有。阳性对照孔为蓝色，阴性对照孔为无色。

（2）定量测定：用酶标仪在 450nm 波长处以空白对照调零后测定并记录每孔的吸光度（OD 数值），以标准品的浓度为横坐标，相应吸光度值（OD 数值）为纵坐标，绘制成标准曲线。测得样品的吸光度值（OD 数值），根据标准曲线得出抗原浓度。

【注意事项】

（1）冰箱冷藏室中取出的试剂要在室温条件下平衡后才能使用。

（2）待测标本要保持新鲜特别是血清标本，以免被细菌污染而出现假阳性。不能及时送检的标本要在冷冻或 −20℃ 条件下分装保存。

（3）加样过程中，要将待测样品加入管底，防止溅出和气泡的产生。加样后，反应板的小孔要用封条封口防止液体蒸发。

（4）洗涤过程中，洗涤的要充分、彻底，把非特异性的物质都洗涤下来。

（5）每孔加样时，对于不同的样品进行检测，要更换加样器的枪头，防止交叉污染。

实验 8　间接免疫荧光试验

【目的要求】　掌握间接免疫荧光的原理及结果判断，了解间接免疫荧光试验的操作流程。

【基本原理】　用未知未标记的抗体（待检标本）加到已知抗原标本上，经过温育使抗原抗体充分结合，之后洗涤，除去未结合的抗体。然后加上荧光标记的抗球蛋白抗体或抗 IgG、IgM 抗体。如果第一次温育发生了抗原抗体反应，标记的抗球蛋白抗体就会和已结合抗原的抗体进一步结合形成荧光显微镜下所观察到的特异性荧光模式（图 1-2）。

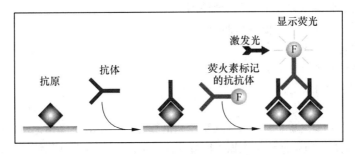

图 1-2　间接免疫荧光原理示意图

【实验主要材料和设备】

（1）磷酸盐缓冲盐水（PBS）：0.01mol/L，pH7.4。

（2）缓冲甘油：分析纯无荧光的甘油 9 份＋pH9.2、0.2mol/L 碳酸盐缓冲液 1 份配制。

（3）荧光标记的抗人球蛋白抗体：以 0.01mol/L、pH7.4 的 PBS 进行稀释。

（4）阴性、阳性对照（试剂盒配带）。

（5）洗杯 3 只（内有 0.01mol/L、pH7.4 的 PBS 1500ml）。

（6）有盖搪瓷盒 1 只（内铺一层浸湿的纱布垫）。

（7）荧光显微镜、生物载玻片。

（8）血清样品：需用有分离胶的真空管，收集 3ml 血液，待血液凝固后以 3500r/min 转速离心 5min，分离血清。

【方法】

（1）试剂准备：从冰箱取出试剂盒，恢复至室温；按说明书配制相关试剂，稀释待测血清。

（2）按顺序分别滴加 $25\mu l$ 稀释后的血清样品至加样板的每一反应区上，应避免产生气泡。加完所有待测样品后再开始温育。

（3）温育：将生物载玻片有生物薄片的一面朝下，盖在加样板的凹槽里，反应立即开始。应确保每一样品均与生物薄片接触且样品间互不接触。室温（18～25℃）下温育 30min。

（4）冲洗：用 PBS Tween 缓冲液冲洗载玻片 1s，然后立即将生物载玻片浸入装有 PBS Tween 缓冲液的洗杯中，浸泡至少 5min。有条件可使用旋转摇床进行振荡。

（5）加样：将 $20\mu l$ FITC 标记的抗人 IgG（荧光二抗）加至洁净加样板的反应区上，待加完所有的荧光二抗后开始温育。建议使用连续加样器。FITC 标记的抗人 IgG 使用前需混匀。为节约时间，可在第一次温育的同时滴加荧光二抗至另一个加样板的反应区。

（6）温育：在 5s 内用吸水纸擦去生物载玻片背面和边缘的水分后，立即盖在加样板的凹槽里。需注意的是，为避免破坏基质，不要擦拭反应区的间隙部分。应确保生物薄片与液滴接触良好，然后继续下一张。室温（18～25℃）下温育 30min，从此时开始，应避免阳光直射载玻片。

（7）冲洗：用 PBS Tween 缓冲液冲洗载玻片 1s，然后立即将生物载玻片浸入装有 PBS Tween 缓冲液的洗杯中，浸泡至少 5min。有条件可使用旋转摇床进行振荡。可在每 150ml PBS Tween 缓冲液中加 10 滴伊文斯兰作为复染。

（8）封片：将盖玻片直接放在泡沫板的凹槽里。滴加封片介质至盖玻片，每一反应区约 $10\mu l$。从洗杯中取出一张生物载玻片，用吸水纸擦干背面和边缘的水分后（注意不要擦拭反应区的间隙部分）。将生物载玻片有生物薄片的一面朝下放在已准备好的盖玻片上，立即检查盖玻片是否已嵌入到载玻片的凹槽里。如有必要，可轻轻调整盖玻片的位置。

（9）阅片：需要至少经过 3 年以上专业培训的阅片人员阅片、发出临床报告。

【结果】 荧光显微镜下，发出绿色荧光为阳性。

（1）定性判断：荧光亮度一般分为四级

－：无荧光或可见微弱荧光；

＋：仅能见明确可见的荧光；

2＋：可见明亮的荧光；

3＋：可见耀眼的荧光。

（2）抗体滴度的判断：滴度定义为与稀释相同倍数的阴性血清反应相比，可观察到的特异性荧光反应的最高稀释倍数。抗体滴度可根据不同稀释度血清所产生的荧光强度（表 1-4）进行判断。

表 1-4　抗体滴度判断示意表

在以下稀释度可观察到的荧光强度				抗体滴度
1：10	1：100	1：1000	1：10 000	
弱	阴性	阴性	阴性	1：10
中	阴性	阴性	阴性	1：32
强	弱	阴性	阴性	1：100
强	中	阴性	阴性	1：320
强	强	弱	阴性	1：1000
强	强	中	阴性	1：3200
强	强	强	弱	1：10 000

【注意事项】

（1）待测的患者血清样品可于 2～8℃ 下储存 14 天，稀释后的样品需在一个工作日内检测。

（2）溶血、脂血和黄疸血样不影响实验，因此实验血清基本均可以用。

（3）生物载玻片：直接使用，平衡至室温时方可打开包装袋。打开包装袋后，载玻片需要在 15min 内进行温育。

（4）荧光二抗在初次使用前请用加样器充分混匀。

（5）整个实验过程中不要接触到反应基质。

（6）建议试剂和人类样本按照有关血液滋生病原体标准进行处理，加强生物安全防范。

实验 9　免疫胶体金试验

【目的要求】　通过学习，掌握免疫胶体金试验原理、操作及注意事项。

【基本原理】　免疫胶体金技术将特异性的抗原以条带状固定在膜上，胶体金标记试剂（抗体或单克隆抗体）吸附在结合垫上，当待检样本加到试纸条一端的样本垫上后，通过毛细作用向前移动，溶解结合垫上的胶体金标记试剂后相互反应，再移动至固定的抗原或抗体的区域时，待检物与胶体金标记试剂的结合物又与之发生特异性结合而被截留，聚集在检测带上，可通过肉眼观察到显色结果（图 1-3）。

【实验主要材料和设备】

（1）斑点反应板：TB 抗原，包被浓度 50～300μg/ml。

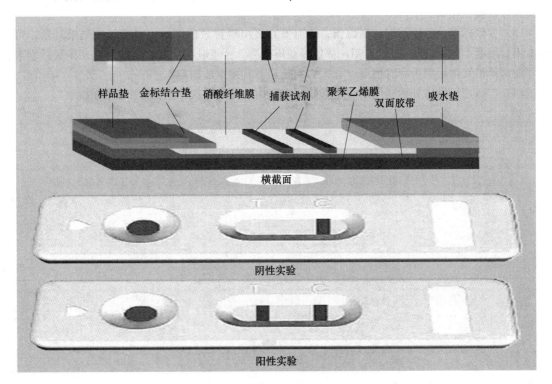

图 1-3　胶体金原理及结果判读

（2）封闭液：20% 山羊血清、pH7.4 PBS。

（3）洗涤液：0.1% Tween、pH7.4 PBS。

（4）金标准溶液：SPA 胶体金缀合物。

（5）阴性对照、阳性对照。

（6）标本类型：血清或血浆 1ml，标本应无溶血、脂血，无微生物污染。

（7）设备：肉眼判读。

【方法】

（1）测试前将样本与测试板放于室温，使其恢复至室温。

（2）在检测板的反应孔中间加入封闭液。

（3）取新鲜的血清标本加入反应板孔中间。

（4）在反应孔中间加入洗涤液。

（5）在反应孔中间加入金标液。

（6）在反应孔中间加入洗涤液，目测结果。

【结果】

（1）阴性-质控点显示红色，固相条带上无红色斑点出现或仅为痕迹。

（2）阳性-质控点显示红色，固相条带上有红色斑点出现。

【注意事项】

（1）质控点显示红色表明试剂盒有效；阴性、阳性对照也是确保定性结果可靠的一个环节，但临床阳性标本显色深浅可与阳性对照不同。如果质控点处无红色出现，则试验无效，应重新试验。

（2）必须使用新鲜血清或血浆标本，血浆标本必须剥离纤维蛋白，保证血清无浑浊沉淀，以免吸入导致膜孔堵塞。

（3）少数标本（急性感染、高血脂、溶血等）可出现背景偏红，一般不影响结果判断，可将标本用封闭液 1∶3 稀释，加样 $80\mu l$，背景可获得改善。严重乳糜血标本可能会阻塞硝酸纤维素膜孔，使背景很红，影响中间红色斑点有无的判断，不宜用本法测定。

（4）本试剂仅供体外诊断使用，在有效期内使用，不同批次试剂组分不能混用。

2 免疫细胞检测技术

2.1 免疫细胞的分离

实验 10 外周血单个核细胞的分离

【目的要求】 通过分离人血单个核细胞的过程，掌握密度梯度离心法分离淋巴细胞的原理及其操作过程。

【基本原理】 很多对细胞免疫检测的实验，特别是有关人淋巴细胞功能的检测实验，首先需将体内有活性的淋巴细胞从全血中分离出来。人外周血单个核细胞（peripheral blood mononuclear cell，PBMC）包括淋巴细胞和单核细胞。

由于外周血中淋巴细胞占绝大多数，故一般将外周血单个核细胞分离也称作淋巴细胞的分离。分离淋巴细胞的方法很多，常用的是密度梯度离心法。

本试验采用聚蔗糖-泛影葡胺（Ficoll-Hypaque）混合液作为外周血单个核细胞的分离液，此分离液是由 2 份 60% 的聚蔗糖和 1 份 34% 的泛影葡胺混合制成，具有相对分子质量大、无化学活性、20℃时相对密度为 1.077 ± 0.001 的特性。人血液中的各种血细胞的密度不同，可以利用一种相对密度介于 $1.075 \sim 1.092$ 之间等渗的溶液（分层液）进行密度梯度离心，离心后不同密度的血细胞在分层液中呈梯次分布：红细胞和多核白细胞相对密度较大（>1.090），位于最下层；而单个核细胞的相对密度介于 $1.075 \sim 1.090$ 之间，位于分层液的上方，层次非常明显（图 1-4）。将单个核细胞层吸出，经洗涤后便可用于某些细胞免疫试验。

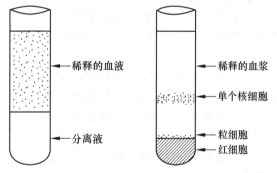

图 1-4 密度梯度离心前后血细胞分层示意

【主要材料与设备】

（1）标本：肝素钠抗凝人全血。

（2）试剂：淋巴细胞分层液（Ficoll-Hypaque，相对密度 1.077 ± 0.001）、Hanks 液（无 Ca^{2+}、Mg^{2+}，pH7.2~7.4）、1000U/ml 肝素溶液（采 2ml 血约需 0.025ml，约 1 滴）、台盼蓝染液等。

（3）器材：水平式离心机、显微镜、血细胞计数板等。

【方法】

（1）将肝素抗凝人全血先作白细胞计数，然后取 2ml 加入等量 Hanks 液，混匀。

（2）取分离液 2ml 滴至离心管中。用滴管将稀释血液 3~4ml 沿管壁徐徐加入离心管，使血液平铺于淋巴细胞分层液之上，使二者之间有一清晰的界面。

（3）置水平离心机中以 2000r/min 转速离心 20min，取出后可清楚地看到离心管中的不同层面。

（4）用滴管轻轻插到白膜层，吸出该层细胞，移入另一试管，加1滴肝素及足量 Hanks 液混匀，以 1500r/min 转速离心 10min。弃上清液，将试管底部细胞混匀，再加足量 Hanks 液，洗涤2次。

（5）最后一次弃上清液后，将细胞悬液体积还原至 1ml，取样分别记录单个核细胞数和淋巴细胞数，计算单个核细胞回收率及淋巴细胞纯度。

$$单个核细胞回收率 = \frac{分离后细胞悬液量(ml) \times 每毫升单个核细胞数}{全血量(ml) \times 全血中每毫升单个核细胞数} \times 100\%$$

$$淋巴细胞纯度 = \frac{分离后淋巴细胞总数}{分离后单个核细胞总数} \times 100\%$$

（6）细胞活力鉴定：取2滴细胞悬液加1滴 20g/L 台盼蓝水溶液混匀，静置 5min 后取样做湿片镜检。活细胞因排斥染料而不被着色，但染料可渗入死亡细胞中使细胞呈现蓝色。正常情况下，活细胞的比例应不少于 95%。

【结果】
细胞计数：

$$PBMC 浓度(细胞数／毫升悬液) = \frac{4个大方格内细胞总数}{4} \times 100 \times 稀释倍数$$

$$活细胞(\%) = \frac{活细胞数}{总细胞数} \times 100\%$$

用密度梯度离心法分离单个核细胞，速度快、纯度高，细胞得率可达 80% 以上，淋巴细胞纯度达 90% 以上，细胞活力达 95% 以上。

分离后得到的单个核细胞悬液可满足许多实验的需要，该实验技术是进行细胞免疫试验的基本技术之一。但仅用该法不能去除其中的单核细胞。

【注意事项】
（1）人和动物单个核细胞的密度不一，分离时需用不同密度的分层液。分离人外周血所用分层液的相对密度以 1.077±0.001 为好。增加分层液的相对密度，可提高细胞得率，但易混入红细胞。

（2）在分离单个核细胞过程中，将稀释抗凝血液加于分层液上时，动作要轻，使分层液与血液的界面十分清楚，避免冲散分层液的液面而影响分离结果。

（3）分离单个核细胞后，检测细胞活力的步骤不能省略，活细胞数过低会影响某些实验的正常进行。

（4）分离不同动物血中的单个核细胞，对分层液相对密度的要求不同，如大鼠为 1.083、小鼠为 1.088、马为 1.090 等。

（5）为保持淋巴细胞的活性，应在采血后尽快分离细胞。

实验 11　T、B 淋巴细胞的分离

【目的要求】　熟悉 T、B 淋巴细胞分离实验的原理和操作方法。

【基本原理】　我们在研究淋巴细胞及其亚群的特性和功能时，需先分离出纯的 T 细胞或 B 细胞。尼龙毛（nylon wool）分离法是常用的方法之一。B 细胞表面凹凸不平，37℃ 时易黏附于尼龙毛表面，而 T 细胞表面光滑，无黏附作用。淋巴细胞在通过装有尼龙毛的柱时，B 细胞被吸附于柱上，而 T 细胞不被吸附随液体流出，因此利用过尼龙毛柱的方法可将淋巴细胞悬液中的 T、B 细胞分离开来。

【主要材料与设备】
（1）标本：单个核细胞悬液（自外周血分离，具体分离方法见实验10）。

（2）试剂：尼龙毛、Hanks 液、10％小牛血清（FCS）-Hanks 液等。

（3）器材：37℃温箱、水平离心机、聚乙烯塑料管（直径 0.5cm，长 10～15cm）、封口钳、剪刀、镊子、玻璃纸等。

【方法】

（1）尼龙毛柱的制备：将镊子在酒精灯上烧热，用玻璃纸包住聚乙烯软管的一端，以 30°的角度将尼龙管口封住，灌满 Hanks 液，将尼龙毛均匀撕散，以 Hanks 液浸湿，用小镊子将浸湿的、撕散的尼龙毛装入软管中。尼龙毛纤维应分布均匀，管内无气泡。在封口处剪一小口，使液体流速为 60 滴/分。用 37℃预温的 10％FCS-Hanks 液冲洗尼龙毛柱 3～4 次，放 37℃温箱备用。

（2）分离单个核细胞：按实验 10 方法分离外周血单个核细胞，并配制成浓度为（2～3）×10^7/ml 的细胞悬液。

（3）细胞过柱：取 1ml 细胞悬液垂直滴加于制备好的尼龙毛柱中，使细胞悬液处于尼龙毛柱的中段，横放尼龙毛柱，在上端加入少许 Hanks 液以防尼龙毛柱干涸。置 37℃下温育 45～60min。

（4）收集 T、B 细胞：取出尼龙毛柱，垂直放入 10ml 圆底试管，用预热的 10％FCS-Hanks 液冲洗尼龙毛柱，收集柱液 5ml，其中富含 T 细胞。再冲洗，弃去 10ml 液体。将柱垂直放入另一试管中，用预热的 10％FCS-Hanks 液边冲洗边挤压尼龙毛柱，收集柱液 5ml，其中富含 B 细胞。将富含 T、B 细胞的悬液分别离心沉淀，还原至 1ml，取样计数并调整至所需的细胞浓度。

【结果】 本实验方法分离所得的 T 细胞纯度可达 80％～90％，B 细胞纯度可达 70％～80％，细胞活力可达 90％以上。T 细胞纯度可用 CD4 单抗（也可用 E 花环形成试验）鉴定；B 细胞纯度可用抗 Ig 荧光抗体法鉴定；细胞活力可用台盼蓝染液染色试验鉴定。

该实验方法简便易行，且细胞纯度也比较满意。无需特殊仪器设备，适合在一般实验室进行。

【注意事项】

（1）尼龙毛柱的质量直接影响到分离的效果。尼龙毛柱应疏松，不能打结、成团或有气泡，否则 T 细胞不能完全洗出。

（2）加入的淋巴细胞数量不能超过 $1×10^7$/10mg 尼龙毛，否则 T 细胞纯度不够；但也不能太少而降低回收率。

（3）柱底开口的大小要适宜。口径过小流速太慢，细胞冲出不全，影响 B 细胞的纯度；口径过大时易将 B 细胞冲出，又使收获的 T 细胞纯度降低。

（4）用手挤压尼龙毛柱时，柱内一定要充满液体，注意不可用力过大，否则会损伤 B 细胞，还会将黏附力大于 B 细胞的单核细胞也随之挤下；用力过小则使 B 细胞流出不全。

（5）冲洗尼龙毛柱时应注意保持溶液及环境的温度，温度过低，B 细胞和单核细胞易脱落，使 T 细胞纯度下降，B 细胞得率降低。

附 6：免疫细胞分选（免疫磁珠法）

【基本原理】 免疫磁珠法分离细胞是基于细胞表面抗原表位能与连接在磁珠上的特异性单抗相结合，在外加磁场中，通过抗体与磁珠相连的细胞被吸附而滞留在磁场中，无该种抗原表位的细胞由于不能与连接着磁珠的特异性单抗结合而没有磁性，不在磁场中停留，从而使细胞得以分离。免疫磁珠法分为正选法和负选法，也称为阳性分选法和阴性分选法。正选法磁珠结合的细胞就是所要分离获得的细胞；负选法磁珠结合的细胞为不需要的细胞。现以用两步法对人 CD4$^+$、CD25$^+$调节性 T 细胞的分选为例分别介绍负选法和正选法。

【目的要求】 掌握免疫磁珠法分离细胞的原理，熟悉分离方法。

【主要材料与设备】

(1) 生物素化的、CD4 阴性分选抗体混合物［内含抗 CD8+ T 细胞（CD8）、B 细胞（CD19）、NK 细胞（CD16，CD56）、单核细胞（CD14，CD36）、γδ T 细胞（γδ TCR）等非 CD4+ T 细胞表面标志的抗体］；结合有磁珠的抗生物素抗体；抗 CD25 磁珠（CD25 MicroBeads）、含 2mmol/L EDTA 及 0.5％BSA 的 PBS 缓冲液（buffer）；抗 CD4-FITC 标记的抗体；抗 CD25-PE 抗体。

(2) MidiMACS 分选器，LD 和 MS 分离柱。

【方法】

1. 负选法分选人 CD4+ T 细胞

(1) 分离人单个核细胞，制备成细胞悬液，用缓冲液洗涤两次（2000r/min，10min），倒尽洗涤液，用 0.4ml 缓冲液重悬。

(2) 加上生物素化的、CD4 阴性分选抗体混合物 100μl，4℃条件下孵育 10min。

(3) 直接加 300μl 缓冲液及结合有磁珠的抗生物素抗体 200μl，4℃条件下孵育 15min。

(4) 用缓冲液洗涤两次，倒尽洗涤液，用 0.5ml 的缓冲液重悬。

(5) 将 LD 柱子置于 MidiMACS 分选器中，2ml 缓冲液过柱，然后将细胞悬液加入其中，收获从分选柱中流出的细胞，即为 CD4+ T 细胞。

(6) 取少量细胞加入抗 CD4-FITC 标记的抗体后，上流式细胞仪检测分选的 CD4+ T 细胞的纯度。

2. 正选法分选人 CD25+ T 细胞

(1) 收取上述分选的 CD4+ T 细胞，制备成细胞悬液，用缓冲液洗涤两次，倒尽洗涤液。

(2) 用 90μl 缓冲液重悬细胞，加入 10μl 抗 CD25 磁珠，混匀，4℃条件下孵育 15min。

(3) 将 MS 柱子置于 MidiMACS 分选器中，500μl 缓冲液过柱，然后将细胞悬液加入其中，用 3×500μl 缓冲液洗柱，收集流下来的细胞悬液和洗柱液，此收集液为 CD4+、CD25− 的 T 细胞。然后将柱子放入一个收集管中，移开磁场，向柱子中加入 1ml 缓冲液，用塞子快速地将磁珠标记的 CD4+、CD25+ 细胞冲出柱子。

【结果】 分选的细胞用抗 CD4-FITC 标记、抗 CD25-PE 标记的抗体双色标记，以流式细胞仪检测分选细胞纯度。

【注意事项】

(1) 如果分离细胞用作培养，全过程注意无菌操作。

(2) 由于正选法筛选获得的细胞表面结合有抗体及磁珠，有可能影响细胞的功能，建议在分离后培养 1～2 天，使结合在表面的抗体脱落。

2.2　免疫细胞数量的检测

实验 12　E 花环形成试验

【目的要求】 了解检测人外周血 T 细胞数量的原理及操作过程。

【基本原理】 人成熟 T 淋巴细胞表面具有天然的能与绵羊红细胞（SRBC）相结合的受体（E 受体，即 CD2 分子），通过 E 受体，SRBC 可特异性地结合在 T 细胞周围形成玫瑰花环样的细胞团，称为 E 玫瑰花环试验（erythrocyte rosette forming cell test，ERFC）。E 花环的形成是 T 细胞的独特标志。B 淋巴细胞则没有红细胞受体，所以不能形成 E 玫瑰花环。

用裂解液裂解 SRBC 可获得纯 T 淋巴细胞，因此本实验可用来分离 T 淋巴细胞和 B 淋巴细胞；另外根据花环形成的数目，常用于临床检测人外周血 T 细胞的数量和比例，可间接了解机体细胞免疫功能状况，以及疾病预后的判断和药物疗效的考核等。

【主要材料与设备】

（1）试剂：肝素抗凝静脉血、1‰绵羊红细胞悬液、淋巴细胞分层液（市售）、Hanks 液（无 Ca^{2+}、Mg^{2+}）、5.6％$NaHCO_3$、0.8％戊二醛溶液和 Wright 染色液。

（2）器材：吸管、毛细滴管、玻片、试管、水平离心机和显微镜。

【方法】

（1）加 1ml Hanks 液于 1ml 肝素抗凝血中，混匀后用毛细滴管沿试管壁缓慢将其加在 2ml 淋巴细胞分层液上。

（2）以 2000r/min 转速离心 30min，用毛细滴管小心吸取血浆与淋巴细胞分层液界面处富含淋巴细胞的悬液置于另一洁净试管中，经台盼蓝染色检测细胞活力应大于 95％。

（3）用 Hanks 液以 1000r/min 转速离心 10min 洗细胞 2 次，末次弃上清液后再加入 1ml Hanks 液，混匀，用微量加样器吸取 0.02ml 加于 0.38ml 白细胞计数液中，在红细胞计数板上于低倍镜下计数，并根据下式算出每毫升细胞数。

$$每毫升细胞数 = \frac{4 \text{个大方格细胞总数}}{4} \times 10^4 \times 20 (\text{稀释倍数})$$

然后用 Hanks 液配制成 10^7/ml 细胞悬液，4℃冰箱保存。

（4）取 10^7/ml 细胞悬液 0.1ml 加 0.1ml 经 SRBC 吸收和灭活的 NBS，再加 0.2ml 0.5％ SRBC 悬液，混匀，放 37℃温箱中 5min，然后放 4℃冰箱中 2h 或过夜。

（5）取出试管，轻轻使沉淀的细胞悬浮，用毛细滴管取出一滴置于载玻片上盖上已滴加瑞特染液的盖玻片，于高倍镜下观察计数。

【结果】　淋巴细胞呈蓝色，SRBC 呈红色围绕淋巴细胞形成花环。凡 1 个淋巴细胞结合 3 个或 3 个以上的 SRBC 者为一个 E 玫瑰环。计数 200 个淋巴细胞，计算其玫瑰花环形成率。正常值为 50％～80％。

【注意事项】

（1）必须采用新鲜的淋巴细胞和绵羊红细胞。SRBC 用 Alsever 液保存最多不超过 3 周，且不溶血。

（2）要求在采血后 3～4h 内进行检测，否则由于淋巴细胞的死亡、CD2 分子的脱落，影响实验结果。同时用台盼蓝检测淋巴细胞活力，活细胞数应不少 95％。

（3）反应温度和时间等对玫瑰花环形成率有较大影响的条件要控制好。选 37℃下反应 10min，再低速离心 5min，在 4℃条件下静置 2～4h，其结果稳定性较好，结合率较高。如在 37℃下反应时间较长，可见玫瑰花环发生变形，结合部位松弛、拉开，甚至解离。

（4）小牛血清能增加玫瑰花环形成细胞的稳定性，增强与指示红细胞结合的牢固性。

（5）Hanks 液的 pH 值以 7.2～7.4 为宜。

2.3　免疫细胞功能的检测

实验 13　中性粒细胞吞噬功能检测

【目的要求】　熟悉中性粒细胞吞噬功能测定的原理和方法，了解其临床意义。

【基本原理】　外周血液中的中性粒细胞即小吞噬细胞，通过趋化、调理、吞入和杀菌等几个步骤，能非特异吞噬和消化衰老、死亡细胞及病原微生物等异物，是机体非特异性免疫的重要组成部分，称为小吞噬现象。本试验取人外周血在体外与葡萄球菌混合，孵育一段时间后取出涂片，Wright 染色，观察并计算中性粒细胞的吞噬百分率和吞噬指数，可反映机体的非特异性免疫功能。

【主要材料与设备】

（1）标本：抗凝人血（3.8％柠檬酸钠 1 滴加于无菌小试管中）。

（2）试剂：葡萄球菌 18h 孵育的斜面或肉汤培养物、Wright 染液、双蒸水和香柏油。

（3）器材：试管、玻片、采血针、酒精棉球、吸管、滴管、显微镜。

【方法】

（1）取小试管 1 支，用滴管加入 1 滴 3.8％柠檬酸钠溶液。

（2）用酒精棉球消毒手指和采血针，从消毒部位取 2～3 滴血加入小试管中。

取 1 滴菌液加入小试管中，用吸管混匀。置 37℃水浴箱中水浴 15min，中途混匀 1 次。

（3）取出小试管，用吸管将试管中血液打匀后取血半滴滴于载玻片上，用另一载玻片推成薄血片。

（4）待血片自干后，用 Wright 染液染色。Wright 染色法：取 Wright 染液数滴滴于上述血片上先染 1min。然后加等量蒸馏水，轻轻晃动混匀，继续染 5min，水洗，用吸水纸吸干后镜检。

【结果】

1. 油镜检查　寻找中性粒细胞，如果染色结果正确，可见细胞核及被吞噬的细菌染成紫色，而粒细胞的细胞浆则为淡红色。

2. 计数

（1）吞噬百分率：观察 100 个中性粒细胞，计算其中吞噬有细菌的中性粒细胞数，计算出吞噬细胞百分率。

（2）吞噬指数：观察 100 个中性粒细胞，计算其中被吞噬的细菌总数，平均每个中性粒细胞吞噬的细菌数即为吞噬指数。

吞噬百分率＝（吞噬细菌的中性粒细胞数/100 个中性粒细胞）×100％

吞噬指数＝100 个中性粒细胞吞噬细菌的总数/100 个中性粒细胞

【注意事项】

（1）血涂片不宜太厚或太薄，否则影响细胞计数。

（2）因中性粒细胞多分布于血膜片尾部，计数时应注意。

实验 14　巨噬细胞吞噬功能检测

【目的要求】　熟悉巨噬细胞吞噬功能测定的原理和方法，了解其临床意义。

【基本原理】　巨噬细胞具有很强的吞噬功能，可非特异性吞噬大颗粒异物（如白色假丝酵母菌、鸡红细胞或葡萄球菌等），称为大吞噬现象。将待测巨噬细胞与某种可被吞噬而又易于计数的颗粒物（如鸡红细胞、白色假丝酵母菌或葡萄球菌等）混合孵育一定时间后，颗粒物质可被巨噬细胞吞噬。本试验将鸡红细胞（chicken red blood cell，CRBC）注入小鼠腹腔中，腹腔巨噬细胞可吞噬和消化鸡红细胞，一段时间后取巨噬细胞观察吞噬现象，并根据颗粒物质被巨噬细胞吞噬的多少，计算吞噬百分率和吞噬指数，以反映巨噬细胞的吞噬功能。

【主要材料与设备】

（1）试验对象：小白鼠 1～2 只。

（2）试剂：1％CRBC 悬液（取肝素抗凝鸡血 1ml 与生理盐水 99ml 混匀）、6％可溶性淀粉肉汤（肉汤培养基 100ml 加入可溶性淀粉 6g，经煮沸灭菌）。

（3）器材：Wright 染液、注射器、试管、吸管、剪刀、镊子等。

【方法】

（1）试验前 3 天，于小鼠腹腔内注射可溶性淀粉肉汤 1ml。

（2）试验当天再于小鼠腹腔内注射 1%CRBC 悬液 1ml。

（3）注射后 30min，处死小鼠，取腹腔液涂片，冷风吹干后 Wright 染色，油镜下观察，绘图记录。

【结果】　CRBC 是有细胞核的，油镜下巨噬细胞的细胞核和 CRBC 的细胞核均染成蓝色，巨噬细胞的细胞质呈浅红色，记数 100 个巨噬细胞，按下列公式计算吞噬百分率和吞噬指数。

吞噬百分率＝（吞噬 CRBC 的细胞数/100 个巨噬细胞数）×100%

吞噬指数＝100 个巨噬细胞吞噬 CRBC 的总数/100 个巨噬细胞数

参考值：吞噬百分率 62.7%～71.38%，吞噬指数 1.058±0.049。

在计数的同时，可观察 CRBC 的消化程度，以判断巨噬细胞的杀伤功能。红细胞按消化程度可分为 4 级：

Ⅰ级：未消化，胞质浅红或浅黄带绿色，胞核浅紫红色；

Ⅱ级：轻度消化，胞质浅黄绿色，核固缩染成蓝色；

Ⅲ级：重度消化，胞质淡染，胞核浅灰黄色；

Ⅳ级：完全消化，只见形状类似 CRBC 的空泡，胞核隐约可见。

小鼠腹腔巨噬细胞吞噬功能测定的方法较为简便、易于操作、重复性好，但不能直接应用于临床。

【注意事项】

（1）小鼠处死后立即注入生理盐水 2ml。轻揉腹部，可获得较多的巨噬细胞。

（2）腹腔注射 CRBC 后收集巨噬细胞的时间过短则吞噬的 CRBC 较少，时间过长则 CRBC 易被消化。

（3）剪开小白鼠腹腔时应避免出血，否则将影响巨噬细胞的浓度。

（4）涂片的厚薄应适当，否则影响计数。

实验 15　淋巴细胞转化试验（MTT 法）

【目的要求】　了解检测 T 细胞功能的淋巴细胞转化试验 MTT 法的原理及操作过程。

【基本原理】　MTT［3-（4，5-dimethyl-2-thiazolyl）-2，5-diphenyltetrazoliumbromide，3-（4，5-二甲基-2-噻唑）-2，5-二苯基溴化四唑］是一种淡黄色的可溶性物质，淋巴细胞受到 PHA 作用后发生，其胞内通过线粒体能量代谢过程中的琥珀酸脱氢酶活性相应升高，可将 MTT 代谢裂解还原成蓝紫色的甲臜颗粒（formazan），沉积于细胞内或细胞周围，甲臜颗粒的形成量与细胞增殖水平成正比。甲臜颗粒经异丙醇溶解后呈紫蓝色，根据显色程度即可知甲臜量并也可反映细胞活化增殖情况。可用酶标仪检测细胞培养物的 A_{570} 值，以刺激指数（stimulation index，SI）判断淋巴细胞增殖程度。

【主要材料与设备】

1. 试剂

（1）RPMI-1640 培养液：用前加入 10% 小牛血清、青霉素（100U/ml）、链霉素（100μg/ml）、谷氨酰胺（30.0g/L），用 $NaHCO_3$ 调节 pH 值至 7.2～7.4。

（2）PHA：用 RPMI-1640 基础培养液配成 10μg/ml。

（3）MTT：取 MTT 50mg，溶于 10ml 0.01mol/L、pH7.4 PBS 中，用针头滤器经 0.22μm 孔

径滤膜过滤除菌，4℃避光保存。

（4）0.04mol/L HCl-异丙醇：取异丙醇300ml，加浓盐酸1ml即可。

（5）Hanks液。

2. 器材 96孔细胞培养板、试管、CO_2培养箱和酶标仪。

【方法】

（1）将密度梯度离心法（见实验10）分离的单个核细胞用Hanks液洗2次，用RPMI-1640培养液将沉淀细胞配成2×10^6个细胞/ml的细胞悬液。

（2）取上述细胞悬液加入到96孔细胞培养板中，每孔加100μl，每个样品加3个孔，并设相应样品对照孔，对照孔加RPMI-1640基础培养液100μl，实验孔加PHA 100μl，混匀后置37℃5％CO_2培养箱中孵育68h。

（3）孵育68h后，每孔弃上清液100μl，加MTT 10μl，混匀后继续培养4h，之后每孔加100μlHCl-异丙醇，充分混合使所有蓝紫色沉淀全部溶解，静置10min后用酶标仪测A_{570}和A_{630}吸光值。

【结果】 以刺激指数（SI）判断淋巴细胞转化程度：

$$SI = \frac{实验组 A_{570} - A_{630} 值}{对照组 A_{570} - A_{630} 值}$$

【注意事项】

（1）加入HCl-异丙醇后要在1h内进行测定，若1h内来不及测定，可将未加HCl-异丙醇的培养板置于4℃下保存，测定前取出，置室温下数分钟后再加HCl-异丙醇，依上述方法测定。

（2）实验过程注意无菌操作。

附7：淋巴细胞转化试验（³H-TdR标记法）

【目的要求】 以T细胞转化为例，掌握³H-TdR掺入检测法的原理，熟悉其操作步骤。

【基本原理】 淋巴细胞在体外培养过程中受到有丝分裂原（如PHA等）或某些特异性抗原的刺激后，在转化为淋巴母细胞过程中，DNA合成增加，将³H标记的胸腺嘧啶核苷（³H-TdR）加入到培养系统中，于是淋巴细胞在合成DNA时³H-TdR掺入DNA，在培养结束时除去未掺入的³H-TdR，然后计算淋巴细胞内放射强度，可反映淋巴细胞的转化程度。

【主要材料与设备】

（1）标本和细胞培养液：同MTT法。

（2）³H-TdR：放射性活度为（5.5～7.4）$\times 10^{12}$Bq/mmol，用时每管加20μl即可，最终浓度为3.7×10^4Bq/ml。

（3）闪烁液：取4.0g 2，5-二苯基噁唑（PPO）、0.4g 1，4双（5-苯基-2-噁唑基）苯（POPOP）加入1000ml二甲苯中。

（4）其他试剂：50.0g/L三氯醋酸、无水乙醇等。

（5）主要器材：液体闪烁仪、闪烁瓶、49型玻璃纤维滤片、滴管、吸管、试管、细胞培养瓶、水平离心机等。

【方法】

（1）进行血培养，孵育至72h收获，如用特异抗原代替PHA，则孵育至120h收获。在收获前8h加³H-TdR。

（2）培养完毕后，轻轻吸出培养液，在沉淀细胞悬液中加入6ml蒸馏水，低渗破坏红细胞，加入35.0g/L NaCl 2ml调回等渗状态。

（3）以1000r/min转速离心10min，弃上清液。每管加2ml生理盐水后，滴入装在抽滤装置上的 49 型玻璃纤维滤片中央,用 10ml 生理盐水冲洗样品管,使其全部滴在滤片上。

(4) 滴加 50.0g/L 三氯醋酸 2~3ml,固定样品,再滴加无水乙醇 1~2ml 脱色和脱水。

(5) 取下滤片,置 80℃烘箱 30min 烘干。

(6) 将烘干的滤片放入盛有 5ml 闪烁液的小瓶中,使滴加样品的一面朝上,用液体闪烁仪测其 cpm 值。

【结果】

(1) 按下式计算 10^6 个淋巴细胞/ml 的 cpm 值:

10^6 个淋巴细胞/ml cpm 值＝［(测定管 cpm－本底 cpm)×10^4］/［淋巴细胞数/μl×1000］

刺激指数(SI)＝(试验组 cpm 均值)/(对照组 cpm 均值)

(2) 每批实验均应设对照组,SI 一般以＞2 为有意义。

(3) 本法避免了显微镜计数细胞的疲劳,适合大量样本的试验。但使用核素容易造成污染,且易受核素半衰期及其他实验条件影响。

【注意事项】

(1) 培养基成分 RPMI 1640、小牛血清等对转化率影响较大,更换时应预试选定,培养基 pH 值应控制在 7.2~7.4。

(2) 培养细胞时,可放入 CO_2 培养箱中培养,也可在普通温箱进行培养,但一定要把盖子拧紧,否则结果差别较大。

(3) 培养瓶的玻璃质量可影响转化率,故选用中性玻璃的小瓶(可用链霉索或胰岛素瓶代替)或试管。培养瓶应有足够的空间,一般在 10ml 试管中加入 2ml 培养基较好。

(4) 核素掺入法的影响因素较多,如细胞数(血量)、PHA 浓度、培养时间、培养液成分及 ^{3}H-TdR 的活性等,故应严格控制实验条件。

(5) 以 SI 表示结果时,一定要设置相同数量培养管的对照(即不加 PHA)。而以 cpm 绝对值表示(cpm/10^6 个淋巴细胞)则可以不用设对照管。因为对照的 cpm 与本底比较接近,不同样品之间的少许差别也不易确定其意义。

实验 16　细胞毒性 T 细胞杀伤功能测定

【基本原理】　细胞毒性 T 细胞(CTL)具有抗原特异性的细胞毒活性,可杀伤带有特异性抗原的靶细胞。靶细胞裂解可由 ^{51}Cr 释放试验测定。将待检效应细胞(CTL)与铬酸钠($Na_2{}^{51}CrO_4$)标记的靶细胞一起培养,$Na_2{}^{51}CrO_4$ 可进入细胞内,与细胞质蛋白质牢固结合。若待检效应细胞能杀伤靶细胞,则 ^{51}Cr 从靶细胞内释放至培养液中(图 1-5)。吸取上清液,液闪仪读取的 ^{51}Cr 放射性脉冲数可反映效应细胞的杀伤活性。

【目的要求】　掌握细胞毒性 T 淋巴细胞活性测定的原理,熟悉检测方法。

【主要材料与设备】

(1) 6~8 周龄 C57BL-5J 健康小鼠。

(2) 靶细胞:P815 细胞。

(3) RPMI 1640 培养液、约 1mCi/ml $Na_2{}^{51}CrO_4$ 的等渗溶液、2%(体积比) Triton X-100。

(4) 96 孔细胞培养板、计数板、微量加样器。

(5) γ 液闪仪、低温离心机、倒置显微镜、CO_2 培养箱。

【方法】

1. 效应细胞的制备　P815 细胞足垫免疫小鼠,7 天后,无菌操作取出引流的腹股沟淋巴结,采用 100 目钢网研磨,调整细胞浓度为 10^7 个/ml 靶细胞。台盼蓝染色要求存活率大于 95%。

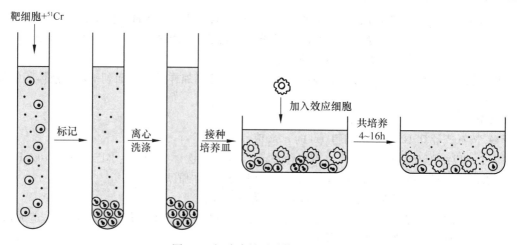

图 1-5　细胞毒性试验^{51}Cr 释放法

2. Na$_2$^{51}CrO$_4$ 标记靶细胞的制备

（1）P815 细胞株连续传代培养。台盼蓝染色要求存活率大于 95%。用 RPMI 1640 培养液洗涤，调整浓度为 10^7 个/ml 靶细胞，去上清。

（2）用 0.5ml 不含 NaHCO$_3$ 的完全培养液悬浮细胞。加入 100μCi/ml 的 Na$_2$^{51}CrO$_4$，37℃水浴中标记 1h，每 5~10min 摇晃 1 次，混匀细胞。

（3）用 RPMI 1640 培养液洗涤细胞 3 次，每次以 1000r/min 转速离心 5min。用 50ml RPMI 1640 培养液悬浮细胞，置 37℃水浴 30min，以减少非特异性释放。

（4）以 1000r/min 转速离心 10min，弃上清液。小心使用 RPMI 1640 培养液悬浮细胞，尽量减少振荡引起的细胞损伤以降低靶细胞的自然释放率，将细胞浓度调整为 10^5 个/ml 靶细胞，备用。

3. 效应细胞活性分析

（1）将上述标记的靶细胞加入 96 孔培养板中，每孔 100μl。

（2）向各孔加入 100μl 效应细胞，效应细胞与靶细胞的比例（效靶比，E：T）根据要求而定，通常为 5：1~50：1。阴性对照孔（自然释放）不加效应细胞只加 100μl 完全培养液，阳性对照孔（最大释放）加入 100μl 2%的 Triton X-100。每个实验设置 3 个复孔。

（3）稍稍离心（1000r/min，30s）后，置 37℃、5% CO$_2$ 的培养箱中培养 4h。

（4）以 1000r/min 转速离心培养板 5min，每孔吸出 100μl 上清液滴至一次性使用的检测管中，用 γ 液闪仪测定上清液中的每分钟放射性活性（cpm 值）

【结果】　特异性杀伤活性的计算，用细胞毒性百分比表示：细胞毒性（%）＝〔（实验组 cpm－自然释放组 cpm）/（最大释放组 cpm－自然释放组 cpm）〕×100%

【注意事项】

（1）靶细胞状态要良好，使用前用台盼蓝拒染法测定活细胞数量，至少有大于 80% 的活细胞比例才可用于实验。

（2）实验中自发释放率应小于 10%。

（3）操作 ^{51}Cr 和其标记的细胞时应遵守标准放射安全操作规范。

实验 17　NK 细胞活性测定

【基本原理】　NK 细胞是天然免疫系统的主要效应细胞之一，杀伤靶细胞不需抗原预先致敏，利用 MTT 法可检测 NK 细胞对靶细胞的杀伤活性。以 MTT〔3-（4，5-二甲基 2-噻唑）-2，5-二苯基溴化四氮唑噻唑蓝〕为底物，活细胞线粒体中具有活性的琥珀酸脱氢酶可使黄色的 MTT 还原为蓝紫色的难溶性结晶物甲臜，并沉积在细胞中，而死细胞无此功能。将靶细胞与效应细胞一起孵育，由于靶细胞被 NK 细胞攻击后被溶解，活细胞数减少，活细胞内的甲臜经二甲基亚砜或异丙醇溶解后，用酶标仪比色，即可计算出 NK 细胞活性。

【目的要求】 掌握 NK 细胞活性测定的原理，熟悉检测方法。

【主要材料与设备】

(1) 健康 6～8 周龄 BALB/c 小鼠。

(2) YAC-1 细胞（使用前以台盼蓝染色，活细胞数在 95％以上）。

(3) RPMI 1640 培养液、pH7.4 PBS、MTT（5mg/ml）、二甲基亚砜（DMSO）。

(4) 96 孔细胞培养板、计数板、微量加样器。

(5) 酶标仪、低温离心机、倒置显微镜、CO_2 培养箱。

【方法】

(1) 靶细胞制备：取新传代 24h 的 YAC-1 细胞，用 PBS 液离心洗涤 3 次，每次 1000r/min×5min，计数，用 1640 培养液调整细胞浓度至（1～5）×10^5/ml。

(2) 效应细胞的制备：采用颈椎脱臼法处死小鼠，浸于酒精中 10min。无菌取脾，将脾用经灭菌的眼科剪刀剪成小块，置 100 目钢丝网上用研棒研碎，于 2ml 培养液中静置 5min，取无沉渣液，或直接用无菌纱布过滤，以 1500r/min 转速离心 10min。然后加 3ml 无菌蒸馏水崩解红细胞，40s 后用 1ml 3.6％的盐水恢复等渗。以 2000r/min 转速离心 10min，弃等渗盐水，用培养液调至所需浓度。

(3) 效靶细胞反应：取效应细胞及靶细胞各 100μl 加入 96 孔板中，效靶比分别为 50∶1、25∶1、12.5∶1、6.25∶1；效应细胞组为效应细胞和 RPMI 1640 培养液各 100μl；靶细胞组为靶细胞和 RPMI 1640 培养液各 100μl，每组设 3 个平行复孔，以 RPMI 1640 培养液 200μl 为空白调零孔。孵育 48h。

(4) 加入 MTT（10μl/孔），4 h 后以 2000r/min 转速离心 10min 后弃上清液，每孔加入 DMSO 200μl，稍振荡后在 570nm 处读取各组 OD 值。

【结果】 计算 NK 细胞杀伤百分率

杀伤百分率＝〔1－（杀伤孔 OD－效应孔 OD）/靶细胞孔 OD〕×100％

【注意事项】

(1) 靶细胞状态要良好，一般传代时间超过两个月的 YAC-1 细胞不应做靶细胞，需重新从液氮罐中取出复苏。

(2) 效靶细胞混合要充分。

(3) 实验中一定要设置对照孔，如靶细胞 OD 值高，实验结果不可信。

附8：免疫印迹试验

【基本原理】 免疫印迹技术（Western blotting）是将 SDS 聚丙烯酰胺凝胶电泳的高分辨率与抗原抗体反应的特异性结合的一项蛋白质分析技术。经过 SDS-PAGE 分离的蛋白质样品，被转移到膜载体上。以膜上结合的蛋白质或多肽为抗原，与相应的抗体发生免疫反应，再与经酶或核素标记的第二抗体形成抗原-抗体-标记第二抗体的复合物，经过底物显色可以检测特异性目的蛋白。

【目的要求】 掌握蛋白质印迹技术的原理和方法，了解其应用领域。

【主要材料与设备】

(1) 6×SDS 凝胶加样缓冲液、30％丙烯酰胺/N,N′亚甲双丙烯酰胺贮存液、分离胶缓冲液、浓缩胶缓冲液、10％APS（过硫酸铵）、TEMED、10％SDS、Tris-甘氨酸电泳缓冲液、转移缓冲液、封闭液（10％脱脂奶粉）、一抗、HRP 标记二抗、化学发光底物。

（2）垂直电泳装置、电泳仪、微量加样器、蛋白转移装置、滤纸、PVDF 膜、化学发光成像仪。

【方法】

1. 样品的制备

（1）蛋白的提取

1）细胞蛋白的制备：向收集的细胞中加入 RIPA 裂解缓冲液（蛋白酶抑制剂在使用前加入，终浓度为 $2\mu g/ml$），在冰上裂解 $30\sim60min$，然后再插入冰盒进行超声处理，超声强度以不产生泡沫为宜，每次超声处理 $2\sim3s$，重复 3 次或 4 次，以 12000r/min 转速离心 $3\sim5min$，吸取上清液备用。

2）组织蛋白的制备：将组织从动物体内取出，取少量放入玻璃匀浆器中研磨成匀浆，然后转入微量离心管中进行超声，超声每次 $5\sim7s$，重复 $5\sim6$ 次，再以 12000r/min 转速离心 $3\sim5min$，吸收上清液备用。

（2）蛋白变性：取适量的蛋白样品，加入等体积的 2×SDS 凝胶加样缓冲液，混匀后置 75℃ 水浴中加热变性 10min，短暂离心后取上清液备用。

2. 电泳

（1）根据厂家说明书安装垂直电泳装置。

（2）配制分离胶：按照所需浓度和体积依次混合 H_2O、30％丙烯酰胺、1.5mol/L Tris-Cl（pH8.8）、10％ SDS、10％过硫酸铵，最后加入 TEMED，立即快速混匀。配制分离胶。

（3）迅速在两玻璃板间灌入分离胶溶液，留出浓缩胶所需体积和梳子齿长高度。小心在胶上覆盖一层去离子水，置室温中，至胶聚合（约 30min）。

（4）倒出分离胶上方覆盖的液体，用滤纸尽量吸干。

（5）配制 5％浓缩胶，依次混合 H_2O、30％丙烯酰胺、1.5mol/L Tris-Cl（pH 6.8）、10％ SDS、10％过硫酸铵，最后加入 TEMED，立即快速混匀。

（6）在分离胶上方灌入浓缩胶，并插入梳子，避免气泡，至胶聚合。

（7）取出浓缩胶梳子，将凝胶装置固定于电泳装置中，在上、下槽均加满 Tris-甘氨酸电泳缓冲液。

（8）往梳孔中加入蛋白样品和标记，并在未加入样品的孔中加入等体积的 1×SDS 凝胶加样缓冲液。

（9）电泳：开始用 8V/cm 电压（或 20mA 电流），当溴酚兰迁移至分离胶时，用 15V/cm 电压（或 40mA 电流），直至溴酚兰迁移至距分离胶底部 1cm 处。

3. 转膜

（1）半干式转移

1）电泳结束后取出凝胶，用转移缓冲液浸泡 5min，共 3 次。

2）膜处理：预先裁好与凝胶同样大小的滤纸和 PVDF 膜，浸入转移缓冲液中浸泡 5min。

3）转膜：转膜装置从下至上依次按阳极碳板、滤纸（不少于 6 层）、NC 膜（滤膜）、凝胶、滤纸（不少于 6 层）、阴极碳板的顺序放好，滤纸、凝胶、NC 膜精确对齐，要注意去除气泡，加盖上方电极板，接通电源，根据凝胶面积，按照 $0.65mA/cm^2$，电转移 $1.5\sim2h$。

（2）湿式电转移

1）预先裁好与凝胶同样大小的滤纸和 PVDF 膜，浸入转移缓冲液中浸泡 5min。

2）打开转移盒并放置浅盘中，用转移缓冲液将海绵垫完全浸透后将其放在转移盒壁上，海绵上再放一张浸透的滤纸。

3）转膜装置依次按"阳性筛孔板-海绵-滤纸-PVDF 膜-凝胶-滤纸-海绵-阴性筛孔板"（图 1-6）的顺序装置好，注意不能有气泡且装置电极槽不能放反。

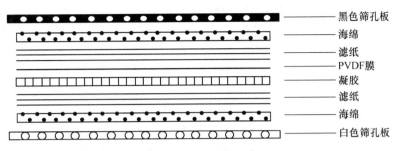

黑色筛孔板
海绵
滤纸
PVDF膜
凝胶
滤纸
海绵
白色筛孔板

图 1-6 转膜组合次序示意图

4）安装转移装置，放入槽中，注满转移缓冲液，将整个电泳槽放在盛满碎冰的大型塑料槽中，调整电流至 $0.65mA/cm^2$，电转印 $1\sim1.5h$。

4. 蛋白质标记

（1）电转后取出转印膜漂洗 10min（室温）。

（2）把和胶相邻面向上浸入封闭液（10％脱脂奶粉），置摇床缓慢摇动过夜（4℃）。

（3）用洗膜液室温漂洗 2 次，每次 5～10min。

（4）将封闭后的杂交膜放入杂交袋中，加入一抗稀释液（参照说明书稀释）1ml，封口机封口，置摇床上杂交 2.5h（室温）。

（5）洗膜液洗膜 2 次，每次 5～10min。

（6）加封闭液继续封闭 20min（室温）。

（7）转印膜加入二抗稀释液（参照说明书稀释），置摇床上杂交 1h（室温）。

（8）洗膜液洗膜 3 次，每次 10～15min。

5. 化学发光检测免疫反应结果 根据试剂说明书，将试剂盒 A、B 液按照一定比例配制成适量的底物工作液，用移液器将工作液加到转印膜上，使其均匀覆盖。用化学发光成像仪检测实验结果。

【结果】 呈现与待检蛋白的相对分子质量一致的单一条带。

【注意事项】

（1）配制胶液时，最后加过硫酸铵和 TEMED。

（2）凝胶的聚合受温度影响，天气较冷时，应延长凝胶聚合时间，待凝胶充分聚合后使用。

（3）丙烯酰胺、双丙烯酰胺具有神经毒性，DAB 有潜在的致癌作用，实验中应戴手套操作。

附 9：免疫组织化学试验

【基本原理】 免疫组化是应用免疫学基本原理——抗原抗体反应，即抗原与抗体特异性结合的原理，通过化学反应使标记抗体的显色剂（荧光素、酶、金属离子、核素）显色来确定组织细胞内抗原（多肽和蛋白质），对其进行定位、定性及定量的研究，称为免疫组织化学技术（immunohistochemistry），简称免疫组化技术。

免疫组化技术适用的样品主要包括组织样品冰冻或石蜡切片、细胞爬片和细胞涂片等。根据标记物的不同，免疫组化技术可分为免疫酶标组化技术、免疫荧光组化技术、亲和免疫细胞组化技术、亲和铁蛋白技术、免疫金-银细胞组织化学技术、免疫电镜技术等。以下以组织切片酶免疫组化技术为例介绍。

【目的要求】 掌握免疫组化技术的原理，熟悉操作方法。

【主要材料与设备】

（1）组织切片（冰冻切片或石蜡切片）。

（2）第一抗体，第二抗体，PAP（过氧化物酶-抗过氧化物酶复合物），正常山羊血清，0.01 mol/L、pH 7.4 PBS 缓冲液，0.1% 胰酶，3% 的 H_2O_2，新鲜配制的 0.05% H_2O_2 DAB（3，$3'$-二胺基联苯胺），苏木精，丙酮，乙醇，二甲苯等、蒸馏水。

（3）孵箱、湿盒。

【方法】

（1）冰冻切片，吹干后用 4℃ 丙酮固定 10min。PBS 洗 3 次，每次 5min。如系石蜡切片，脱腊至水后应用 0.1% 胰蛋白酶滴加于切片上，置 37℃ 下 5～30min，以消除甲醛固定所致的掩盖作用（即抗原修复，也可用高压抗原修复法或微波炉抗原修复法）。然后 PBS 洗 3 次，每次 5min。

（2）用新鲜配制的 3% H_2O_2 孵育 5～10min，消除内源性过氧化物酶的活性。PBS 洗 3 次，每次 5min。

（3）5%～10% 正常山羊血清封闭，室温孵育 10min。倾去血清，勿洗，滴加适当比例稀释的一抗或一抗工作液，37℃ 条件下孵育 1～2h 或在 4℃ 条件下过夜。

（4）用 PBS 洗 3 次，每次 5min。

（5）滴加适当比例稀释的二抗，37℃ 条件下孵育 30min。

（6）用 PBS 洗 3 次，每次 5min。

（7）滴加适当比例稀释的 PAP，37℃ 条件下孵育 30min。

（8）用 PBS 冲洗 3 次，每次 3min。

（9）滴加 0.05% H_2O_2 的 DAB 显色，镜下监测。

（10）自来水充分水洗。

（11）苏木精复染 1～5min，自来水冲洗。

（12）切片经梯度酒精脱水，二甲苯透明，中性树胶封片。

【结果】 显微镜下观察，抗原阳性部分呈棕黄色。

【注意事项】

（1）及时取材和固定。

（2）为证实抗体和检测试剂盒效价是否可靠，染色操作是否正确，一般需要进行实验对照，以避免试剂失效或操作失当而出现假阴性和假阳性，确保染色结果的可靠性。

（3）阳性结果应定位在细胞中相应的部位，在细胞膜表达的抗原阳性结果应定位在细胞膜上，在其他部位的阳性反应均为非特异性染色。组织的周边、刀痕、皱褶等部位往往呈阳性表达，但绝大多数都是非特异性染色。染色结果呈阴性并非都是抗原不表达，要考虑是否与组织中的抗原受到破坏有关。

（4）抗体孵育时间随孵育温度升高而减少，但一般孵育温度不超过 37℃，如果不是由于诊断急于发报告，一般一抗置于 4℃ 条件下孵育过夜较佳。

附 10：化学发光免疫分析试验

【基本原理】 ARCHITECT i2000SR HBsAg 是利用化学发光微粒子免疫分析通过两步免疫测定法定量检测人血清或血浆中的 HBsAg。首先将样本和 Anti-HBs 包被顺磁微粒子合并，样本中存在的 HBsAg 便结合到 Anti-HBs 包被顺磁微粒子，然后洗涤，再加入吖啶酯标记 Anti-HBs 的结合物，再次洗涤之后，加入预触发液和触发液到反应混合物中。测定得到的化学发光反应，以相对发光值（RLU）表示。样本中的 HBsAg 数量与系统光学检测的 RLU 之间成正比（图 1-7）。

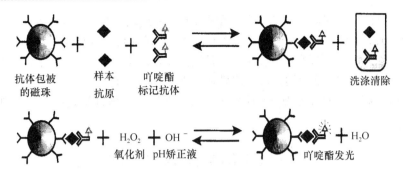

图 1-7 化学发光原理示意图

【目的要求】

（1）掌握化学发光免疫技术的原理。

（2）了解化学发光免疫分析技术在临床的应用。

【实验主要材料和设备】

（1）试剂：仪器配套的商品试剂盒，主要成分如下：

磁性微粒：鼠单克隆乙肝表面抗体（IgG、IgM）包被的磁性微粒子。

结合物：吖啶酯标记的山羊单克隆乙肝表面抗体（IgG）。

预激发液：含有 1.32%（w/v）过氧化氢。

激发液：含有 0.35mol/L（w/v）氢氧化钠。

清洗缓冲液：含有磷酸盐的缓冲盐溶液。

（2）校准品：美国雅培 i2000SR HBsAg 校准品。

规格 CAL 1：0.5 U/ml 1×4ml

CAL 2：250 U/ml 1×4ml

（3）质控品：美国雅培 i2000SR HBsAg 质控品，分阴性、低水平、高水平三个质控品。

试剂盒、标准品、质控品、激发液和预激发液在 2～8℃保存。

（4）实验设备：美国 ARCHITECT i2000SR。

（5）血清样品：需用有分离胶的真空管，收集 3ml 血液，待血液凝固后以 3500r/min 转速离心 5min，分离血清。

【方法】

（1）开机：先打开打印机开关，再打开系统控制中心电源开关。

（2）校准：按照说明书对检测仪器进行校准，机器自动完成校准，并形成校准曲线。

（3）室内质控：将质控品放在质控位置进行室内质控，质控合格后才能检测样本。

（4）检测标本：以 3000r/min 转速离心 5min 分离血清后，按仪器操作说明书将血清上机，加样、搅拌、温浴、洗涤、数据处理、打印结果等各项操作均由仪器自动进行。

（5）保留样本：将检测完样本从机器上取出，放置 2～8℃保存 7 天后按医疗垃圾处理。

【结果】

（1）结果计算：根据标准曲线计算最终样品浓度。

（2）结果判断：如果样本浓度≥0.05U/ml，该样本即可视为 HBsAg 阳性。

【注意事项】

（1）严禁使用接受过鼠单克隆抗体诊断或治疗的病人样品，因其体内含有人抗鼠抗体（HAMA），当这些样品在使用含鼠单克隆抗体分析试剂进行测试时会引起值假的升高或降低。注意避免一些有药物干扰的分析。

（2）避免样品的反复冻融，融解后的样品需低速振荡或轻轻颠倒混匀以获得稳定的结果，当样品中有颗粒物质、红细胞或浑浊物时必须离心，使其澄清后再进行测试。

（3）血清样本 2～8℃可保存 1～14 天，如长期保存，必须将血清分离出来，冷冻保存。

（4）批号不同的试剂不能混用，每批试剂应分别制作标准曲线。

（5）建议试剂和人类样本按照 OSHA 有关血液滋生病原体标准进行处理，加强生物安全防范。

附 11：ELISA 法检测 HBsAg

【基本原理】　HBV 属于嗜肝病毒，引起人类乙型肝炎。HBsAg 的检验经历了一个发展过程。首先是琼脂双向扩散试验，其特点是特异性强，操作简便，但敏感性差，$100\mu g/ml$ 以上才能测到，需 24h 后看结果。随后出现对流免疫电泳，其敏感性较双向扩散试验高，可测到 $1\mu g/ml$，1h 后可见结果，方法较简便。以后又有了反向间接血凝试验，其特点是具有高度特异性，敏感性比对流免疫电泳高 200～500 倍，操作简便而快速；后来又发展到敏感性更高的固相酶联免疫吸附试验（ELISA），其特异性高，敏感性稍高于反向间接血凝试验，阳性率也较反向间接血凝试验高，检测较方便。固相放射免疫测定法的敏感性较反向间接血凝试验高 10 倍以上，可测到 $1\mu g/ml$，检出率也可提高 1 倍以上，但需放射性 ^{125}I 标记物，试剂昂贵，还需特殊仪器。

目前我国已有商品化的检测 HBV 血清学标志的 ELISA 试剂盒。本试验采用双抗体夹心法，将特异性抗-HBS 吸附于固相载体表面，与所加入待检血上相应的 HBsAg 结合为 Ag-Ab 复合物，加入过氧化物酶标记的抗-HBS 酶结合物，有酶相应底物存在情况下，产生颜色变化，用肉眼判读或酶标仪测定结果。

【目的要求】　掌握 ELISA 法检测 HBsAg 的原理，熟悉实验方法。

【主要材料与设备】

（1）包被液：0.2mol/L、pH9.6 的碳酸盐缓冲液。

（2）洗涤液：0.02mol/L、pH7.4 的 PBS-Tween20（0.05％）液。

（3）酶结合物：用辣根过氧化物酶标记的抗 HBS。

（4）抗体稀释液：0.01mol/L、pH7.4 的 PBS-Tween20 液。

（5）酶底物液：邻苯二胺（OPD）10mg 溶于 pH5.0 的磷酸盐-柠檬酸缓冲液 25ml 中，临用前加入 30％ H_2O_2 0.12ml。新鲜配制，避光。

（6）中止液：2mol/L H_2SO_4。

（7）待检血清、阳性血清、阴性血清。

（8）苯乙烯微量板、微量移液器、吸头等。

（9）酶标仪、低温离心机、倒置显微镜、CO_2 培养箱。

【方法】

（1）包被：用包被液稀释抗 HBS 为 $50\mu g/ml$，加入微量板（$100\mu l$/孔）。置 4℃ 条件下过夜后，用洗涤液洗 3 次，每次 3～5min。

（2）加样：加入稀释为 1/50 的待检血清（$100\mu l$/孔），每个标本做 2 孔，同时做阳性、阴性和空白对照，置 37℃ 条件下 2h 后，洗涤 3 次。

（3）加酶结合物：加入经适当稀释的酶结合物（$100\mu l$/孔），置 37℃ 条件下 2h 后洗涤 3 次。

（4）加底物液：$100\mu l$/孔，避光置于 37℃ 条件下 20～30min。

（5）中止反应：加中止液（1 滴/孔）。

【结果】　肉眼判读时，待测孔颜色与阴性对照一样或更浅，判为阴性。若明显加深，呈黄棕色，判为阳性。用酶标仪检测时，P/N 值 >2.1 为阳性，P/N 值 <2.1 为阴性（P 为被检标本 OD 值，N 为阴性对照 OD 值）。

【注意事项】

（1）孵育时需将微孔用封板膜或保鲜膜封好，防止水分的蒸发。

（2）每次洗板的液体残留量不宜过多，洗完后，应将微孔板在吸水纸上轻轻拍干。

（3）酶标仪读数时应保证微孔板底部清洁，定期清洗酶标仪滤光片。

第 2 部分

病原微生物学实验

3 微生物学基本技能实验

通过基本技能实验，使学生掌握微生物学常规实验方法、种类及实验室检测技术，培养学生严肃的工作态度，严密的科学实验方法和严谨的工作作风以及动手操作能力。

3.1 微生物学实验室常用仪器设备

实验目的：使学生了解实验室的常用设备。重点了解消毒灭菌设备的构造、原理、使用方法及注意事项，掌握光学显微镜油镜的使用方法。

实验 18 微生物实验常用仪器设备

1. 一般设备

(1) 培养箱：电热恒温培养箱、真菌培养箱、二氧化碳培养箱、压氧工作站等。

(2) 离心机：普通离心机、高速离心机、低温离心机等。

(3) 显微镜：普通光学显微镜、倒置显微镜、多功能显微镜、数码显微镜。

(4) 其他：接种环、接种针、培养皿、打孔器等。

2. 消毒灭菌设备

(1) 煮沸锅：注射器和解剖器械等均可用煮沸灭菌法灭菌。此种灭菌器的构造简单，为钢制长方形式样的一底一盖的盒。细菌实验室中煮沸灭菌的时间一般为 10～15min。

(2) 高压蒸汽灭菌器：高压蒸汽灭菌器的形状一般是大小不一、形状各异，其构造原理则相同。

1) 构造：高压蒸汽灭菌器的主体为双层的金属圆筒，底部盛水。外层金属坚厚，上有金属厚盖，旁边附有紧固螺旋，以使金属盖与主体紧密结合，使蒸汽不能外溢。盖面上装有安全活塞、排气活塞，以调节器内蒸汽；还装有压力指示表以显示容器内的压力。在此密闭的容器内，蒸汽压力和温度成正比关系。其关系如表 2-1 所示：

表 2-1 蒸汽压力和温度的关系

蒸汽压力（lbf/in²）	温度（℃）
5	108.8
8	113.0
10	115.6
15	121.3
20	126.2

注：1lbf/in² = 0.1786kg/cm²。

内层金属圆筒较薄，底部装有带孔的筛板，旁边附设排出冷气的管道。内层圆筒主要用来盛放准备灭菌的物品。

2) 原理与应用：高压蒸汽灭菌器是一种坚固密闭的蒸锅，锅盖上装有压力计、安全阀及排气孔等。锅盖密闭旋紧后由锅底加热，因蒸汽不能外溢，可使锅内压力逐渐增高，从而提高了锅内水的沸点和蒸汽的温度。由于高压蒸汽的温度较高，放出潜热多，热力穿透能力较强，故其灭菌效能最好。凡耐热和耐潮湿的物品如培养基、生理盐水、纱布、玻璃器材等都可以应用此消毒灭菌。

3) 使用方法：使用时应在加热后，先打开排气阀，使器内冷空气完全排出，再关闭排气阀，待压力表升至所需压力（一般是102.97kPa），此时温度可达121.3℃，维持20～30min。停止加热后，待压力逐渐自行下降到零时，慢慢开放排气阀，排除余气，开盖取物（图2-1）。

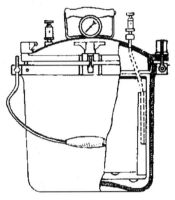

图 2-1　高压蒸汽灭菌锅模式图

（3）干热灭菌器（干烤箱）：是利用热空气进行干热灭菌的常用仪器。

1) 构造原理与应用：干热灭菌器是由双层铁板制成的长方形或方形金属箱，外壁内层装有隔热的石棉板。箱底下放置大型电炉，或在箱壁中装置电热线圈。内壁上有数孔，供流通空气用。箱前有铁门及玻璃门，箱内有金属板架数层。箱顶有安插温度计及供流通空气的孔，箱侧装有温度调节器，可以保持所需的温度。一般吸管、试管、培养皿、凡士林、液状石蜡等用本法灭菌。

2) 使用方法：将要灭菌的平皿、试管、吸管等清洗干净并干燥，然后将烧瓶和试管用硅胶塞塞好，平皿、试管用牛皮纸包好或装入特制的筒内放入烤箱。注意放入箱内灭菌的器皿不宜放得过挤，而且不得使器皿与内层底板直接接触。接通电源后使温度逐渐上升到160～170℃，保持2h，箱内不能超过180℃，否则硅胶塞和包装纸会被烧焦甚至燃烧。灭菌完毕，停止加热，待温度自然下降至40℃以下，方可开门取物。否则冷空气突然进入，易引起玻璃炸裂；且热空气外溢，往往会灼伤取物者的皮肤。

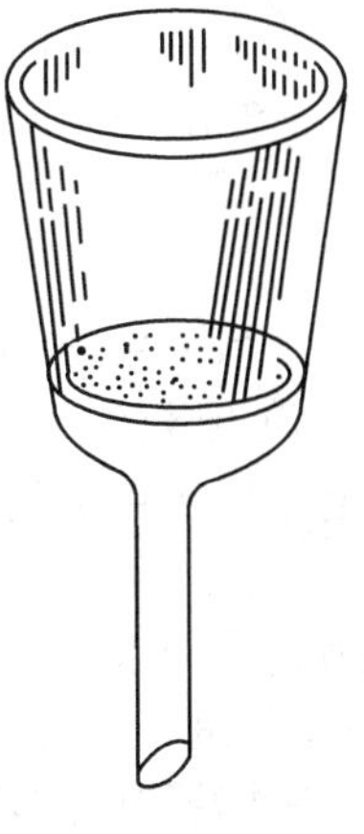

（4）除菌滤器：除菌滤器简称滤菌器，其种类很多，孔径非常小，能够阻挡细菌通过。利用滤菌器除去不耐高温液体中的细菌。

玻璃滤菌器

1) 构造：滤器由玻璃制成。其中滤板采用细玻璃砂在一定温度下加压制成。孔径有0.15～25μm不等，分为G1、G2、G3、G4、G5、G6 六种型号，滤过除菌常使用G5、G6 型（图2-2）。

2) 用法：将清洁的滤菌器、滤瓶分别用布或纸包好，经高压蒸汽灭菌。以无菌操作把滤菌器与滤瓶装好，并使滤瓶的侧管与缓冲瓶相连，再使缓冲瓶与抽气机相连。将待过滤的液体倒入滤菌器内，开动抽气机使该滤瓶内压力减小，滤液则迅速流入滤瓶中（量少时可事先在滤瓶中放试管接收滤液）。滤毕，迅速以无菌操作将滤瓶中的滤液放到无菌容器内保存。滤器再次经蒸馏水减压冲洗后，放高压锅内高压灭菌，洗净备用。

图 2-2　玻璃滤菌器结构示意

3) 用途：用于除去混杂在血清、腹水、糖溶液、某些药物等不耐热液体中的细菌。

赛氏滤菌器

1) 构造：由三部分组成。上部的金属圆筒，用来盛装将要滤过的液体；下部的金属托盘及漏斗，用以接收滤出的液体；上下两部分中间放石棉制滤板——E、K 号滤板，滤板依靠侧面附带的紧固螺旋固定于金属圆筒上（图2-3）。

2) 用途：常用以除去一般细菌，亦可阻止大病毒通过。

薄膜滤菌器

1）构造：由塑料制成。滤菌器薄膜采用优质纤维滤纸，用一定工艺加压制成。孔径为 200nm，能阻挡细菌通过（图 2-4）。

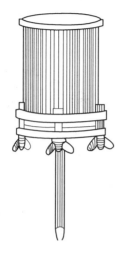

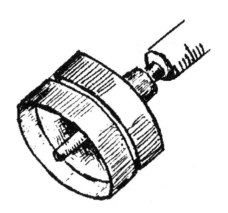

图 2-3　赛氏滤菌器
结构示意

图 2-4　薄膜滤菌器结构示意

2）用途：微量样品除菌。

（5）超净工作台：超净工作台是实验室应用最为普遍的无菌操作装置。

1）构造：由鼓风机、空气滤板、操作台、照明灯和紫外灯构成。

2）原理应用：其原理是内设鼓风机，驱动空气通过高效滤器净化后，让净化后的空气徐徐通过台面空间，使工作场地构成无菌环境。

3）使用方法：在无菌操作前，打开紫外灯开关，用紫外线照射 20min，建立无菌环境。关闭紫外灯，打开鼓风机，进行无菌操作。操作完毕，清除工作台内的所有器材，用消毒剂清洗台面，打开紫外灯并维持空气循环大约 10min，然后关闭即可。

（6）生物安全柜

1）原理：生物安全柜是为操作具有感染性的实验材料时，用来保护操作者本人、实验室环境以及实验材料，使其避免被上述操作过程中可能产生的感染性气溶胶和溅出物污染而设计的。它是处理危险性微生物时所用的箱形空气净化安全装置。正确使用生物安全柜可以有效减少由于气溶胶暴露所造成的实验室感染以及培养物交叉污染，同时也能保护环境。

2）构造：生物安全柜可分为Ⅰ级、Ⅱ级和Ⅲ级三大类以满足不同的生物研究和防疫要求。

Ⅰ级生物安全柜（class Ⅰ biosafety cabinet）：至少装置一个高效空气过滤器对排气进行净化，工作时柜正面玻璃推拉窗打开一半，上部为观察窗，下部为操作窗口，外部空气由操作窗口吸进，而不可能由操作窗口逸出。工作状态时保证工作人员不受侵害，但不保证实验对象不受污染。目前已较少使用。

Ⅱ级生物安全柜（class Ⅱ biosafety cabinet）：Ⅱ级生物安全柜是目前应用最为广泛的柜型。至少装置一个高效空气过滤器对排气进行净化，工作空间为经高效过滤器净化的无涡流的单向流空气。工作时正面玻璃推拉窗打开一半，上部为观察窗，下部为操作窗口。外部空气由操作窗口吸进，而不可能由操作窗口逸出。工作状态下遵守操作规程既保证工作人员不受侵害，也保证实验对象不受污染。按照目前世界上最通用的生物安全柜国际认证的标准——美国 NSF49 规定，Ⅱ级生物安全柜依照入口气流风速、排气方式和循环方式可分为 4 个级别：A1 型、A2 型、B1

型和 B2 型。

　　Ⅱ级 A1 型安全柜前窗气流速度最小量或测量平均值应至少为 0.38m/s，70%气体通过 HEPA 过滤器再循环至工作区，30%的气体通过排气口过滤排除；A2 型安全柜前窗气流速度最小量或测量平均值应至少为 0.5m/s，70%气体通过 HEPA 过滤器再循环至工作区，30%的气体通过排气口过滤排除。

　　Ⅱ级 B 型生物安全柜均为连接排气系统的安全柜。连接安全柜排气导管的风机连接紧急供应电源，可在断电下仍可保持安全柜负压，以防危险气体泄漏入实验室。其前窗气流速度最小量或测量平均值应至少为 0.5m/s（100fpm）。B1 型 70%气体通过排气口 HEPA 过滤器排除，30%的气体通过供气口 HEPA 过滤器再循环至工作区；B2 型为 100%全排型安全柜，无内部循环气流，可同时提供生物性和化学性的安全控制。

　　Ⅲ级生物安全柜（class Ⅲ biosafety cabinet）：至少装置一个高效空气过滤器对排气进行净化，工作空间为经高效过滤器净化的无涡流的单向流空气，正面上部为观察窗，下部为手套箱（golve box）式操作口。Ⅲ级生物安全柜是为 4 级实验室生物安全等级设计的，柜体完全气密，工作人员通过连接在柜体的手套进行操作，试验品通过双门的传递箱进出安全柜以确保不受污染。箱内对外界保持负压可确保人体与柜内物品完全隔绝，适用于高风险的生物试验。

　　3）操作注意事项

- 为了避免影响正常的风路状态，柜内操作时手应该尽量平缓移动。
- 为了避免物品和物品之间的交叉污染现象产生，在柜内摆放的物品应该尽量呈横向一字摆开，避免回风过程中造成交叉污染。同时避免堵塞背部回风隔栅影响正常风路。
- 柜内尽量避免震动仪器（例如离心机、旋涡振荡器等）的使用，因为震动会使得积留在滤膜上的颗粒物质抖落，导致操作室内部洁净度降低，同时，如果在前操作面平衡失败，还会引起安全柜对操作者的污染。
- 柜内两种及以上物品需要移动时，一定遵循低污染性物品向高污染性物品移动原则，避免污染性高的物品在移动过程中产生对柜体内部的大面积污染。
- 柜内尽量不要使用明火！因为在明火使用过程中产生的细小颗粒杂质将被带入滤膜区域，这些高温杂质会损伤滤膜。无法避免一定需要使用的时候，宜使用低火苗的本生灯。

　　4）"微生物和生物医学实验室生物安全通用准则"（中华人民共和国卫生行业标准 WS233—2002）指出，生物安全柜是处理危险性微生物时所用的箱形空气净化安全装置，并对各级生物安全柜的标准进行了明确规定。同时，在实验室生物安全防护的基本原则中提出，生物安全柜是最重要的安全设备，形成最主要的防护屏障。实验室应按要求分别配备Ⅰ、Ⅱ、Ⅲ级生物安全柜。所有可能使致病微生物及其毒素溅出或产生气溶胶的操作，除实际上不可实施外，都必须在生物安全柜内进行。不得用超净工作台代替生物安全柜。

实验 19　光学显微镜油镜的使用

　　【基本原理】　在微生物学实验中最常使用的是普通光学显微镜的油镜。油镜镜头透镜很小，进入镜筒的光线很少，使用时为了增加亮度，必须在标本玻片与镜头之间，滴加与载玻片折光率相似的香柏油，使通过集光器进入载玻片的光线不会因折射而散失，使视野明亮，物像清楚（图 2-5）。

　　【目的要求】　学会和掌握显微镜油镜的使用方法并能熟练用其检测标本。

　　【实验材料】　生物显微镜及香柏油、擦镜液（70%乙醚及 30%无水乙醇）、标本片等。

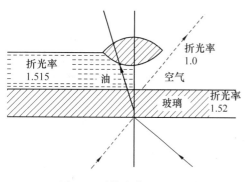

图 2-5　油镜头使用原理示意

【操作步骤】

（1）坐姿：端坐于实验台前，将显微镜直立放置，以免镜油流掉影响观察或造成污染。

（2）识别油镜头：油镜头上一般刻有"×100"、"×90"、"Oil"、"hI"等标记。

（3）对光：用低倍镜对光，检查染色标本时光线宜强，要抬高集光器，放大光圈，取得最大亮度。

（4）滴加香柏油：将标本放在载物台上固定好，滴加香柏油两滴，换油镜检查。

（5）调焦距：将油镜移至中央对准标本，从侧面注视镜头，并缓慢向下转动粗螺旋，使镜筒下降，直至镜头浸于香柏油中并几乎接触到标本为止。然后将视线移至目镜，一面观察一面向上慢慢转动粗螺旋，待看到模糊的物像时，改用细螺旋直至看清物像。

（6）清洁保养：镜检完毕，将镜筒升起，取出标本片，用镜纸将镜头上的油擦干净。若油已干，可用擦镜纸蘸少许擦镜液擦去油迹，再用擦镜纸揩去擦镜液。然后，将集光器降下，各物镜呈"八"字形，放入镜箱内。

【注意事项】

（1）使用油镜必须先用低倍镜和高倍镜观察，再用油镜观察。

（2）上升镜台时，一定要从侧面注视，切忌用眼睛对着目镜、边观察边上升镜台的错误操作，以免压碎玻片而损坏镜头。

（3）注意保持显微镜的洁净，对金属部分要用软布擦拭，擦镜头必须用擦镜纸，切勿用手或用普通布、纸等，以免损坏镜头。

（4）物镜及目镜须经常保持清洁，特别是油镜使用完毕，<u>应立即用擦镜纸擦去镜头上的油</u>；若油干结，可蘸少许镜头清洁剂擦净，再用擦镜纸擦干。

3.2　细菌形态学检查

【目的要求】　使学生了解微生物的概念、掌握细菌形态学检查在鉴定、鉴别细菌及临床诊断方面的应用。

实验 20　细菌的基本形态、特殊结构观察

【实验材料】　葡萄球菌、变异链球菌等球菌示教片；枯草杆菌、大肠埃希菌等杆菌示教片；霍乱弧菌示教片；肺炎链球菌荚膜示教片；变形杆菌鞭毛示教片；破伤风梭状芽胞杆菌示教片；显微镜油镜、香柏油、擦镜纸、擦镜液。

【方法】　用油镜观察示教片。

【注意事项】　观察时注意辨别各菌体的形态、大小、排列，识别荚膜、鞭毛、芽胞等特殊结构的特征。

实验 21　革兰染色法

【基本原理】　革兰染色是丹麦医生 C. Gram 于 1884 年发明的一种鉴别不同类型细菌的染色方

法。根据细菌细胞壁的组分和结构不同，通过革兰染色法可将所有的细菌区分为两大类 G⁺ 菌和 G⁻ 菌。

【目的要求】 初步掌握细菌涂片方法，学习并掌握革兰染色法步骤。

【实验材料】 显微镜油镜、香柏油、擦镜液、擦镜纸、革兰染色液、滤纸、载玻片、牙签、酒精灯、接种环、生理盐水、混合细菌培养液（葡萄球菌和大肠埃希菌的混合菌液）、普通琼脂平板培养基。

【方法】

1. 取材，涂片标本的制作

(1) 涂片：取清洁载玻片一张，用玻璃笔在背面画出 2 个直径 1～2cm 的涂抹区。将接种环在火焰上烧灼灭菌，然后分别取一满环生理盐水，加在涂抹区中央，取混合细菌培养物涂抹于 1 区内，接种环在火焰上烧灼灭菌；再以牙签剔取操作者自己的牙垢，涂抹于 2 区内，先在盐水边缘部涂抹，然后与全滴生理盐水混匀，做成均匀悬液，在涂抹区域摊开成一薄层。

(2) 干燥：制备的涂片在室温中自然干燥，或者放在离火焰约半尺高处慢慢烘干，切勿过热，以免将涂膜烤焦。

(3) 固定：手持干燥涂片一端，使涂抹面向上，来回通过火焰 3 次（共 2～3s）。固定涂抹面部位的目的是高温杀死细菌使细菌固着在载玻片上，以免染色时脱落。并且固定后细菌蛋白凝固，易于着色。涂片自然冷却后再行染色。

2. 革兰染色

(1) 初染：在已固定好，并且冷却了的涂片上滴加结晶紫染液 1～2 滴，染液量以能覆盖整个涂抹面即可，静染 1min，用细水流从倾斜载玻片的一端将游离的染液洗去。

(2) 媒染：滴加碘液，作用 1～2min 后水洗。碘液是媒染剂，能够使染料和革兰阳性菌结合得更牢固，而对革兰阴性菌则无此作用。

(3) 脱色：滴加 95％乙醇数滴，手指捏起玻片后，前后轻轻转动，使酒精在涂抹面上流动。此过程中，见有紫色染料随酒精脱下。若脱色不完全，酒精已流失，可再加数滴，直至涂抹面无紫色染料脱下为止（15～30s），立即水洗。此时，革兰阳性菌经结晶紫初染与碘液媒染后，不易被酒精脱色，仍保留紫色；革兰阴性菌则被酒精脱去紫色，变成染色前的无色半透明状态。

(4) 复染：滴加沙黄或稀释复红染液 1～2 滴，作用 1min 后水洗。原本已着上紫色的革兰阳性菌，虽再经稀释复红的作用，仍显紫色；而已被酒精脱色的革兰阴性菌则经稀释复红染成红色。用吸水纸吸干标本片上的水珠（或待标本片自干），以显微镜油镜观察。

【结果】 牙垢标本中革兰阳性菌染成紫色，革兰阴性菌染成红色。

混合细菌培养液中可见被染成蓝紫色的球菌和被染成红色的杆菌。

【注意事项】

(1) 革兰染色注意载玻片要洁净，滴无菌水和取菌不宜过多，涂片要均匀，不宜过厚；热固定温度不宜过高（以载玻片背面不烫手为宜），否则会改变甚至破坏细胞形态；水洗时不要直接冲洗涂面，而应使水从载玻片的一端流下，水流不宜过急、过大，以免涂片薄层脱落。

(2) 革兰染色结果是否正确，乙醇脱色是革兰染色操作的关键环节。脱色不足，阴性菌被误染成阳性菌；脱色过度，阳性菌被误染为阴性菌。

实验 22　细菌动力检查法

【基本原理】 许多杆菌和螺形菌具有鞭毛，能运动。用不染色标本可观察活细菌的运动和形态，且能避免由于某些染色操作而引起的细菌变形，常用的不染色标本制备方法有悬滴法和压滴法。

【目的要求】 学习和了解细菌动力检查法。

【实验材料】 变形杆菌、葡萄球菌肉汤培养物，凹玻片、盖玻片、载玻片、凡士林、镊子等。

【方法】

1. 悬滴法

（1）取凹玻片一张，在凹窝四周涂抹凡士林少许。

（2）取一接种环的变形杆菌和葡萄球菌幼龄肉汤培养物，分别置于盖玻片中央。

（3）将凹玻片反转，使凹窝对准盖玻片中心并覆于其上。粘住盖玻片后再反转。以接种环柄轻压盖玻片，使其与凹窝边缘粘紧。

（4）先用低倍镜找到悬滴的边缘后，再换用高倍镜观察，聚光器要下降并缩小光圈（因凹玻片较厚，油镜焦距很短，故一般不能用油镜来检查）。

2. 压滴法 用镊子夹住盖玻片，覆盖于涂有菌液的载玻片上。覆盖时，先使盖玻片一边接触菌液，缓缓放下，以不发生气泡为准。

【结果】 变形杆菌是有鞭毛的细菌，运动十分活跃，移动时能够由一个地方较快地泳动到另一个地方（即真性运动）。而葡萄球菌没有鞭毛，不能主动运动，并且体轻粒小，受到所处环境中液体分子的冲击而仅呈左右前后位置变更不大的摇摆颤动（即布朗运动）。

3.3 细菌的人工培养

【基本原理】 培养基是按照微生物生长繁殖所需要的各种营养物质，用人工方法配制而成的营养基质。其中含有碳源、氮源、无机盐、生长因子以及水分等。微生物在培养基上生长繁殖还必须在最适酸碱度范围内才能表现它们最大生命力，因此不同种类的微生物应将培养基调到一定 pH 范围。培养基种类很多，不同的微生物所需培养基不同。按其组成可分为合成培养基和天然培养基。按其物理状态可分为固体培养基、液体培养基和半固体培养基。按其特殊用途可分为营养培养基、选择培养基、鉴别培养基、厌氧培养基等。

【目的要求】 了解培养基的制备方法，细菌人工培养常用方法和技术。了解细菌在人工培养基上的生长现象，并通过对实验结果进行分析、比较、记录等过程，培养学生分析问题及解决问题的能力。

实验 23 制备常用培养基

【实验材料】 营养肉汤、营养琼脂、NaOH、天平、三角烧瓶、滤纸、pH 试纸等。

【方法】

1. 肉汤培养基 肉汤培养基是常用的液体培养基，适用于一般细菌的增菌培养。

（1）用天平称取营养肉汤粉 30g，放入盛有 1000ml 蒸馏水的三角烧瓶中。

（2）放沸水浴中加热溶解。

（3）待冷，加入 1mol/L NaOH 调整 pH 值至 7.4。

（4）以滤纸过滤，分装于试管或烧瓶中，塞上硅胶软塞。

（5）高压灭菌，以 15 lbf（磅力）下灭菌 20min。

2. 普通琼脂培养基 普通琼脂培养基一般适用于细菌的分离培养、继续纯化培养和保存菌种。

（1）用天平称取营养琼脂粉 45g，放入盛有 1000ml 蒸馏水的三角烧瓶中，放沸水浴中加热溶化。

（2）用 1mol/L NaOH 调整 pH 值至 7.6。

（3）趁热分装于试管或三角烧瓶中，塞上硅胶塞。

（4）以 15 lbf（磅力）20min 高压灭菌后，趁热将装有琼脂培养基的试管斜放在实验台台面上，待冷却凝固后即成为琼脂斜面培养基；如将三角烧瓶内培养基冷却至 50～60℃，经无菌操作倒入灭菌的平皿内，凝固后即成普通琼脂平板培养基。

3. 半固体培养基　半固体培养基一般用于检查细菌的运动能力和细菌的生化反应。

（1）用天平称取半固体营养琼脂粉 45g，放入盛有 1000ml 蒸馏水的三角烧瓶中，放沸水浴中加热溶解。

（2）以 1mol/L NaOH 调整 pH 值至 7.6。

（3）趁热分装于小试管中（每管约 2ml），塞上硅胶塞。

（4）以 15 lbf（磅力）20min 高压灭菌后，将试管直立于台面上，待凝固后即成半固体高层培养基。

【注意事项】

（1）培养基成品很容易吸潮，在称量时动作要迅速。另外，称样品时严防样品混杂，一把药匙用于一种样品，或称取一种样品后，洗净，擦干，再取另一种样品。瓶盖也不要盖错。

（2）分装过程中，注意不要使培养基粘在管口上，以免沾污棉塞而引起污染。

实验 24　细菌培养技术

【实验材料】　普通琼脂斜面培养基、肉汤培养基、半固体培养基、双糖斜面培养基、单糖发酵管、前次实验分离培养物、大肠埃希菌培养物。

【方法】

1. 琼脂斜面的接种方法

（1）取一斜面培养基，做好标记。

（2）用灭菌接种环取少量大肠埃希菌培养物。

（3）左手握斜面培养管下端，斜面向上。

（4）右手小指拔出斜面培养管的硅胶塞，管口经火焰灭菌，将沾有细菌的接种环伸入管内，自下而上在琼脂面上蜿蜒画线（图 2-6）。注意不要划破培养基。

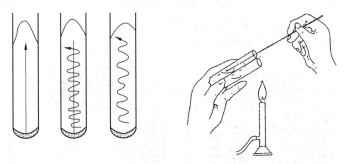

图 2-6　斜面培养基接种方法示意

（5）接种后管口在火焰上灭菌，塞好硅胶塞，接种环灭菌。

（6）将斜面置 37℃ 培养 24h 后观察。

2. 液体培养基接种法

（1）取一液体培养基，做好标记。

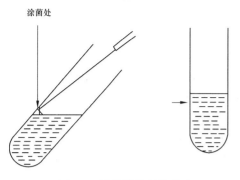

涂菌处

图 2-7　液体培养基接种法

（2）用灭菌接种环取细菌培养物少许。

（3）无菌操作法将沾有细菌的接种环按图 2-7 所示在倾斜的接近液面的管壁上轻轻涂抹研匀，试管直立使黏附在管壁上的细菌混入液体即可。

（4）接种完毕后，将试管置 37℃培养 24h，观察上述细菌在液体培养基中的生长状况。

3. 平板画线接种法　本法要求通过画线将混杂的细菌在平板上分散开来，并在平板上长成菌落，以达到分离培养、获得纯培养物的目的。具体操作方法如下：

（1）平行画线法：左手斜持平板底，右手持接种环。接种环在火焰上灭菌，冷却后，取前次分区画线培养后的单个菌落接种环，先在平板的一端涂开，然后从此开始向下平行密集画线，约占平板的一半。将平板转 180°，从平板的另一端开始平行密集画线，直至画满平板的剩余部分（图 2-8）。置 37℃温箱中培养。

（2）分区画线法：细菌在自然界分布广泛，种类繁多。被检材料如粪便、痰、脓汁等，常含有多种细菌。欲从混杂有一种以上细菌的检验标本中，将某种细菌分离培养成为纯种细菌，需要使用平板分区画线技术。

1）首先在盛有培养基的平皿底面注明被检标本的名称或编号、接种日期及检查者的组别和代号。

2）在火焰上烧灼接种环，待冷（等待 3～5s），取一接种环混合菌液（或用牙签取实验者牙垢）。

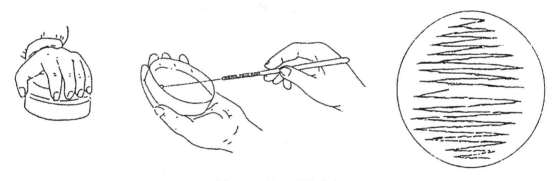

图 2-8　平板画线接种法

3）左手斜持琼脂平板培养基，靠近火焰周围，以免空气中杂菌落入。右手握持已沾菌（或牙垢）的接种环，在培养基上端 1/10 面积处来回画线，将细菌涂布于此（1 区），见图 2-9。然后将接种环再次放火焰上烧灼，杀灭环上残留的细菌。

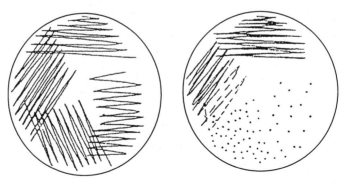

图 2-9　平板分区画线接种法

4）待接种环冷却（是否冷却，可先在平板培养基的边缘空白处接触一下，若琼脂溶化，表示接种环尚未冷却，宜再复试之），将平板旋转 70°，用接种环通过已画过菌线的 1 区 5～7 次，即把 1 区的细菌经平行画线数次，接种到 2 区，约占平板面积 1/4，接种环再次通过火焰灭菌。

5）旋转平板培养基 70°，如上法在第 3 区画线接种，此后接种环不再灭菌。

6）重复上述操作在第 4 区画线，涂满余下的培养基表面，盖好盖，接种环灭菌后放回架上。

7）接种完毕的培养基，按组别放到 37℃ 恒温孵育箱中培养。

4. 半固体接种法　左手持半固体培养管，右手持接种针，火焰灭菌冷却后，挑取大肠埃希菌培养物，垂直刺入半固体培养基中心，至近管底处，然后循原路退出（图 2-10）。塞回硅胶塞，接种针重新灭菌。

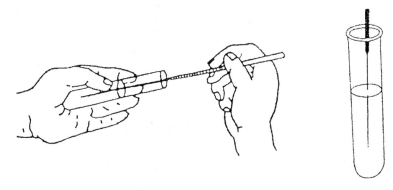

图 2-10　半固体接种法

5. 双糖斜面培养基接种法　左手持双糖斜面培养管，右手持接种针，火焰灭菌冷却后，挑取大肠埃希菌培养物，垂直刺入半固体培养基中心，至近管底处，然后循原路退出至斜面，自底部琼脂斜面向上蜿蜒画线。塞回硅胶塞，接种针重新灭菌。

6. 厌氧培养法　此法主要适用于厌氧菌的培养，须将培养环境和培养基中的氧气去除，或将氧化型物质还原，降低其氧化还原电势。厌氧培养法主要有两种：生物学法和物理学法。

（1）生物学法

1）实验原理：培养基中加入新鲜的动物组织，新鲜组织中的不饱和脂肪酸的氧化，能消耗培养基内的氧气造成培养基内的无氧环境。常用的厌氧培养基为疱肉培养基。

2）实验材料

牛肉渣（制备肉汤培养基后剩余的肉渣）　　　　2～3g

肉汤培养基（pH7.6）　　　　　　　　　　　　5ml

已溶化的 1∶3 石蜡-凡土林油剂　　　　　　　　1.5ml

3）实验方法

①接种前将疱肉培养基最上层的石蜡-凡士林油置火焰上烤热使其溶化。

②用灭菌接种环将细菌接种于培养基内。培养基管直立于试管架上，待石蜡-凡士林油再次遇冷凝固，覆盖培养基表面后，放 37℃ 恒温孵育箱中培养。

（2）物理学法：利用密封、抽气等物理方法，以驱除隔绝环境中或培养基中的氧气，形成厌氧状态。常用仪器有厌氧罐和厌氧工作站。

厌氧罐法：可用真空干燥器代替。将欲培养的平皿或试管放入真空干燥器中，另于无盖空平皿中放 20g 钯衣颗粒，并将其置于培养皿上面，将干燥器盖好。开动抽气机，抽至真空后，代之以氮气。如此抽气和替代 3 次，最后充以 80% 氮气、10% 氢气及 10% 二氧化碳混合气体。干燥器中残存的氧与氢受钯的催化而化合成水，使其中氧气全部消失。将整个干燥器放进 37℃ 孵育箱培养。干燥器中放置厌氧指示剂-亚甲蓝滤纸条。亚甲蓝还原的 Eh 虽比较高，但可显示干燥器的密封情况。

7. 二氧化碳培养法　淋球菌、脑膜炎球菌、布鲁菌等少数细菌在孵育时，空气中需添加 5％～10％的二氧化碳，方能使之生长繁殖旺盛。最简单的二氧化碳培养法是在盛放培养物的有盖玻璃缸内，点燃一支蜡烛，当烛火熄灭时，该缸的大气中，就增加 5％～10％的二氧化碳，然后将玻璃缸置于 37℃恒温箱中孵育培养。

【注意事项】

（1）实验过程中严格无菌操作。应在火焰附近接种。

（2）分区画线技术中，要求画线平行密集，且不得重复。

（3）画线接种时，接种环与平板之间的角度不超过 45°，以防划破培养基表面，影响分离培养的效果。培养基表面保持俯位，避免正面朝上，或正对接种者的口鼻，以减少操作过程中的杂菌污染。

（4）注意将平板放置在恒温孵育箱中时应使平板底向上（倒置），以免培养过程中凝结水自皿盖滴下而冲散菌落。

实验 25　细菌生长现象观察

【目的要求】　细菌种类不同，在培养基上的生长状态也不相同。观察细菌生长的现象，有助于鉴定细菌。

细菌在平板培养基上的生长现象

通常每种细菌的菌落均有一定的特征。菌落特征一般是根据培养 24～48h 后长在画线上的、发育良好的单个孤立菌落的生长状况进行描述的。单个菌落大多在画线的后半部，也就是分离培养分区法的第 3、4 区。

【实验材料】　前次分区画线培养物、金黄色葡萄球菌琼脂平板培养物、铜绿假单胞菌琼脂平板培养物。

【实验方法】　一般用肉眼直接（必要时用放大镜）观察平板培养物上长出的、发育良好的单个菌落。观察时注意以下几点：

（1）菌落外形的直径大小：按其直径大小分为 3 个等级。直径小于 2mm 者为小菌落，在 2～4mm 之间者为中等大菌落，大于 4mm 者为大菌落。

（2）形状：圆形或不规则形。

（3）表面：光滑，粗糙；凸起、凹下、平坦；湿润有光泽、干燥无光泽。

（4）边缘：整齐、不整齐（波浪状、锯齿状、卷发状等）。

（5）透明度：要对光观察，分为透明、半透明、不透明。

（6）颜色：白色、黄色、金黄色、绿色或无色。

（7）在观察血液琼脂培养基上生长的菌落特征时，要注意观察菌落的周围有无溶血环。

细菌在斜面培养基上的生长现象

【实验材料】　前次实验斜面培养基细菌培养物，铜绿假单胞菌斜面培养物等。

【实验方法】　观察时注意菌苔的透明度及颜色是否均一，如不均一，则表示菌苔内混有杂菌。辨别菌苔的颜色时，除看菌苔本身的颜色外，还要观察培养基有无颜色的变化。

细菌在肉汤培养基中的生长现象

观察液体培养基中细菌的生长现象，要与未接种细菌的肉汤培养基作对比浓度上的观察，有助于认识细菌在液体培养基中各种生长现象的特点。

【实验材料】　前次实验液体培养基中细菌培养物，链球菌葡萄糖肉汤培养物（观察沉淀生长现象），大肠埃希菌肉汤培养物（观察浑浊生长现象），铜绿假单胞菌肉汤培养物（观察菌膜现象）。

【实验方法】　细菌在液体培养基中有 3 种不同的生长现象。

（1）浑浊生长：肉汤培养基中由于细菌的生长，原来的澄清透明变为明显的浑浊状态。观察时要注意各种细菌生长后的浑浊程度是否相同、培养基管上下的浑浊度是否均一。

（2）表面生长（菌膜）：细菌在肉汤培养基中生长，呈现浑浊状态的同时，个别细菌在培养基液面还长出膜状物质，称作菌膜。观察时要注意认识、掌握菌膜的厚薄程度以及是否出现皱褶等。

（3）沉淀生长：细菌在液体培养基中生长后，培养基呈现轻度浑浊，甚至肉眼看不出浑浊现象，但在管底可见到絮状或颗粒状的沉淀物。表明此细菌以沉淀生长的方式繁殖于液体培养基中。

细菌在半固体培养基中的生长现象——动力特征

具有鞭毛的细菌能够运动，在半固体培养基中自原接种部位向四周呈扩散状生长，使培养基呈现浑浊状态；无鞭毛的细菌不具有运动的能力，仅在接种部位生长繁殖，半固体琼脂培养基中不出现浑浊现象。

【实验材料】　大肠埃希菌半固体培养基、痢疾志贺菌半固体培养基培养物、双糖斜面培养基培养物。

【实验方法】

（1）无动力的细菌沿穿刺线生长，在培养基中长成一条规则的、灰白色的线状物，其他部分仍呈现透明状态，表明该细菌无鞭毛结构。有动力的细菌沿穿刺线向周围各个方向扩散生长，直至其在整个培养基内生长后，培养基变得浑浊。

（2）在双糖斜面培养基除观察到细菌生长现象，还可观察到葡萄糖及乳糖被细菌分解后产酸使酚红指示剂变色的现象。

3.4　细菌的生化反应

各种微生物细胞内所含的酶系不完全相同，对糖、蛋白质等营养物质的分解能力也不一致，因而其代谢产物也有差异，即使针对同一营养物质的代谢途径和代谢产物也会不同。这种利用生化方法来鉴别微生物种类的手段称为微生物的生化反应。常用于鉴别细菌的方法有以下试验。

实验 26　糖发酵试验

【目的要求】

（1）检测不同细菌对单糖的发酵能力。

（2）了解糖发酵的原理及其在肠道细菌鉴定中的重要作用。

【基本原理】 各种细菌的酶系统不同，发酵各种单糖的能力各异，其产生的分解产物也不同，即有的只产酸，有的既产酸又产气，有的菌对某种单糖不能利用，借此可协助鉴别菌种，尤其是在肠道细菌的鉴别中经常使用。本试验主要检测大肠埃希菌、产气肠杆菌、伤寒沙门菌的发酵能力，其中大肠埃希菌、产气肠杆菌分别使乳糖和葡萄糖产酸和产气，其原理为细菌将葡萄糖分解为丙酮酸后，丙酮酸进一步分解成乙酰磷酸和甲酸，甲酸在甲酸解氢酶的作用下分解为 CO_2 和 H_2。伤寒沙门菌不能分解乳糖，能分解葡萄糖，因伤寒沙门菌不含甲酸解氢酶，故不能将甲酸进一步分解为气体，所以发酵葡萄糖的结果是只产酸不产气。

【主要仪器与材料】 大肠埃希菌（*Esherichia coli*）、产气肠杆菌（*Enterobacter aerogenes*）和伤寒沙门菌（*Salmonella typhosa*）。单糖发酵培养基：配制两种，一种加葡萄糖，一种加乳糖，分别称葡萄糖发酵培养基和乳糖发酵培养基。其中酸碱指示剂为溴麝香草酚蓝（BTB），变色范围为 pH6.3 以下（黄），pH6.3~7.2（绿），pH7.2 以上（蓝）。试管（带小导管）、接种环、酒精灯、灭菌器材和培养箱等。

【方法】

（1）配制单糖发酵培养基，分装至试管（带小导管，装量以没过小导管为宜），灭菌后备用。

（2）以无菌操作技术将大肠埃希菌、产气肠杆菌、伤寒沙门菌分别接入两种单糖发酵培养基中培养。

（3）将已接菌的各试管和未接菌的对照试管置37℃恒温箱中培养24h后观察结果。

【结果】

（1）对照管：液体澄清，呈中性的绿色，小导管无气泡。

（2）大肠埃希菌：葡萄糖发酵培养基试管中液体浑浊，颜色变为黄色，且小导管内有气泡。证明此菌发酵葡萄糖的结果是既产酸又产气。乳糖发酵培养基的结果相同，证明此菌发酵乳糖结果也是产酸有产气。

（3）产气肠杆菌：葡萄糖发酵培养基试管中液体浑浊，颜色变为黄绿色，且小导管内有气泡。证明此菌发酵葡萄糖结果是既产酸又产气。乳糖发酵培养基结果同葡萄糖发酵，证明此菌发酵乳糖结果也是产酸也产气。

（4）伤寒沙门菌：葡萄糖发酵培养基试管中液体浑浊，颜色变为黄色，而小导管内无气泡。证明此菌发酵葡萄糖结果只产酸不产气。乳糖发酵培养基试管中现象与对照管相同，证明此菌不能发酵乳糖。

【注意事项】

（1）产气肠杆菌葡萄糖发酵结果虽然也是产酸又产气，但其产酸量少，试管中液体颜色与大肠埃希菌的颜色不同，注意观察。

（2）伤寒沙门菌是人类的病原菌，经食入引起肠道疾病，在使用时注意防护。

（3）在配制培养基时，pH 要调节适当，不能过高，pH 值超过 7.6 指示剂颜色会呈碱性时的蓝色。再者，pH 值过高，也会影响对最终产酸量的判断。

实验 27 吲哚试验

【目的要求】

（1）考察不同细菌利用氮源的能力，具体检测细菌分解色氨酸产生吲哚的能力。

（2）掌握吲哚试验的基本原理及其检测方法。

【基本原理】 不同细菌所含酶系统不同，某些细菌因含有色氨酸酶，能分解培养基内蛋白胨中的色氨酸，产生吲哚，吲哚与柯氏试剂中对二甲基氨基苯甲醛结合，形成玫瑰红色化合物，即玫瑰吲哚。

【主要仪器与材料】　大肠埃希菌（*Escherichia coli*）、产气肠杆菌（*Enterobacter aerogenes*），蛋白胨水培养基，柯氏试剂，试管、滴管、接种环、酒精灯等。

【方法】

（1）配制蛋白胨水培养基，分装至试管，灭菌后备用。

（2）以无菌操作技术将大肠埃希菌、产气肠杆菌分别接入蛋白胨水培养基中。

（3）将已接菌的各试管置 37℃ 恒温箱中培养 24h 后观察结果。

（4）取上步培养后的对照管和试验管，分别加入 3～5 滴柯氏试剂，充分振荡后静置观察颜色变化。

【结果】

（1）试验管

大肠埃希菌：试管中液体浑浊，颜色仍为黄色。

产气肠杆菌：试管中液体浑浊，也为黄色，证明均有菌生长。

（2）加指示剂（柯氏试剂）后结果

大肠埃希菌：加入柯氏试剂后试管中液体上层即柯氏试剂层出现玫瑰红色，证明其为吲哚试验阳性。

产气肠杆菌：加入柯氏试剂后试管中液体未出现红色，证明其为吲哚试验阴性。

【注意事项】　玫瑰吲哚与水互不相溶，而溶于有机溶剂，可被萃取在所加入的柯氏试剂层中。所以，观察结果时，振荡后应静置观察，只在液面上层出现玫瑰红色。

实验 28　甲基红（M. R）试验

【目的要求】

（1）检测不同细菌分解葡萄糖产酸的能力。

（2）掌握甲基红试验的基本原理及其检测方法。

【基本原理】　大肠埃希菌和产气肠杆菌均属 G⁻ 短杆菌，并且都能分解葡萄糖、乳糖而产酸产气，两者不易区别。但两者所产生的酸类和总酸量不同：大肠埃希菌分解葡萄糖可产生甲酸、乙酸、乳酸、琥珀酸等多种酸，而产气肠杆菌只产生甲酸、乙醇和乙酰甲基甲醇。大肠埃希菌产酸能力强，培养液酸性强，pH 值在 4.5 以下，加入甲基红指示剂呈红色，为甲基红试验阳性；产气肠杆菌将分解葡萄糖产生的两分子丙酮酸转变成 1 分子中性的乙酰甲基甲醇，故生成的酸类少，培养液最终 pH 值在 5.4 以上，加入甲基红指示剂呈橘黄色，甲基红试验阴性。

【主要仪器与材料】　大肠埃希菌、产气肠杆菌，葡萄糖蛋白胨水培养基，甲基红指示剂（变色范围为：pH4.5 以下呈红色，pH4.5～5.4 呈橘黄色，pH5.4 以上呈黄色），试管、滴管、接种环、酒精灯等。

【方法】

（1）配制葡萄糖蛋白胨水培养基，分装至试管，灭菌后备用。

（2）以无菌操作技术将大肠埃希菌、产气肠杆菌分别接入葡萄糖蛋白胨水培养基中。

（3）将已接菌的各试管置 37℃ 恒温箱中培养 24h 后观察结果。

（4）加指示剂（甲基红试剂）观察结果。

【结果】

（1）试验管

大肠埃希菌：试管中液体浑浊，颜色仍为黄色。

产气肠杆菌：试管中液体浑浊，也为黄色。证明均有菌生长。

（2）加指示剂（甲基红试剂）结果

大肠埃希菌：加入甲基红试剂后试管中液体变为红色。证明其为甲基红试验阳性。

产气肠杆菌：加入甲基红试剂后试管中液体由红转黄，呈橘黄色。证明其为甲基红试验阴性。

【注意事项】　在配制培养基时，pH 要调节适当，不能过高，pH 过高，会影响对最终产酸量的判断，从而出现假阴性（即 pH 不够低未使甲基红变红）的现象。

实验 29　乙酰甲基甲醇（V-P）试验

【目的要求】

（1）检测不同细菌分解葡萄糖产生乙酰甲基甲醇的能力。

（2）掌握 V-P 试验的基本原理及其检测方法。

【基本原理】　某些细菌在糖代谢过程中，经糖酵解途径产生丙酮酸。因不同细菌所含酶不同，进一步对丙酮酸的代谢也不同。本试验又称伏-普（Voges-Proskauer，V-P）二氏试验，检测不同细菌分解葡萄糖产生乙酰甲基甲醇的能力。产气肠杆菌分解葡萄糖产生丙酮酸后，可将两分子丙酮酸脱羧生成一分子乙酰甲基甲醇，乙酰甲基甲醇在碱性溶液中被空气中的氧气氧化，生成二乙酰，二乙酰和培养液中的含胍基的化合物反应，生成红色的化合物，称为 V-P 试验阳性。大肠埃希菌分解葡萄糖不生成乙酰甲基甲醇，故 V-P 试验阴性。

【主要仪器与材料】　大肠埃希菌、产气肠杆菌，葡萄糖蛋白胨水培养基，40% KOH（或 NaOH）、肌酸（或肌酐）、6% α-萘酚酒精溶液、试管、移液管、接种环、酒精灯、灭菌器材、培养箱等。

【方法】

（1）配制葡萄糖蛋白胨水培养基，定量分装至试管（3ml/管），灭菌后备用。

（2）以无菌操作技术将大肠埃希菌、产气肠杆菌分别接入葡萄糖蛋白胨水培养基中。

（3）将已接菌的各试管外加未接菌的对照管置 37℃ 中恒温箱培养 24h 后观察结果。

（4）取上步培养后的对照管和试验管，分别定量加入 0.4ml 40% KOH（或 NaOH），开盖充分振荡，使之与氧气接触氧化；再加入 1ml 6% α-萘酚溶液，充分振荡，观察其颜色变化。（此步反应速度较慢，加热可加速反应。若培养基中所含胍基太少，可加入少量肌酸等含胍基的化合物。）

【结果】

（1）试验管

大肠埃希菌：试管中液体浑浊，颜色仍为黄色。

产气肠杆菌：试管中液体浑浊，也为黄色，证明均有菌生长。

（2）加指示剂后结果

大肠埃希菌：加入上述试剂后试管中液体未变成红色，证明其为 V-P 试验阴性。

产气肠杆菌：加入上述试剂后试管中液体变为深红色，证明其为 V-P 试验阳性。

【注意事项】

（1）培养基定量分装，在观察结果时试剂亦应定量加入，其结果更准确可信。

（2）在观察结果时，加完试剂后需开盖充分振荡，以便反应时与空气中氧气接触氧化。另外，此反应速度较慢，需 5～10min 才能出现结果。

实验 30　柠檬酸盐利用试验

【目的要求】

(1) 检测细菌利用柠檬酸盐（citrate utilization）的能力。

(2) 掌握柠檬酸盐利用试验的基本原理及其检测方法与结果。

【基本原理】　肠杆菌科各种细菌利用柠檬酸盐的能力不同，有的菌可利用柠檬酸钠作为碳源，有的则不能。有些菌分解柠檬酸盐形成二氧化碳，由于培养基中钠离子的存在而形成碳酸钠，使培养基碱性增加，根据培养基中的指示剂变色情况来判断结果。产气肠杆菌能利用柠檬酸盐作为唯一碳源，并形成碱性，在含单一柠檬酸盐为碳源的培养基上能够生长。产气肠杆菌利用柠檬酸盐产生下列产物：柠檬酸盐→乙酸盐＋甲酸盐＋琥珀盐＋二氧化碳，利用有机酸和它们的盐作为碳源，进一步分解，产生碱性碳酸盐和碳酸氢盐，使培养基由中性变为碱性，故使溴麝香草酚兰（BTB）由淡绿色变为深蓝色，柠檬酸盐利用实验阳性。大肠埃希菌不能利用柠檬酸盐，故不能生长，培养基仍为绿色，柠檬酸盐利用实验阴性。指示剂可用1‰的溴麝香草酚蓝酒精溶液作为指示剂，其变色范围 pH6.3（绿）→pH8.0（蓝）。

【主要仪器与材料】　大肠埃希菌、产气肠杆菌、柠檬酸盐琼脂培养基、溴麝香草酚蓝溶液、试管、接种环、酒精灯等。

【方法】

(1) 配制柠檬酸盐琼脂培养基，分装于试管，灭菌后摆成斜面备用。

(2) 以无菌操作技术将大肠埃希菌、产气肠杆菌分别接入柠檬酸盐斜面培养基中。

(3) 将已接菌的各试管管置于37℃恒温箱中培养24h后观察结果。

(4) 无须加任何试剂，直接观察培养基颜色变化及细菌生长状况。

【结果】

(1) 对照管：斜面上未长菌，颜色为绿色。

(2) 试验管

大肠埃希菌：试管中斜面上未有菌生长，培养基颜色仍为绿色，证明大肠埃希菌不能利用柠檬酸盐，其为试验阴性。

产气大肠埃希菌：试管中斜面上有菌生长，培养基颜色为蓝色，证明产气肠杆菌能利用柠檬酸盐，产生碱性的碳酸盐，其为试验阳性。

实验 31　硫化氢试验

【目的要求】

(1) 掌握硫化氢试验的基本原理并熟悉不同细菌利用氮源的能力不同。

(2) 了解检测细菌分解利用氮源中含硫氨基酸并释放出硫化氢能力的方法。

【基本原理】　有些细菌能分解培养基中的含硫氨基酸，如胱氨酸、半胱氨酸、甲硫氨酸等产生硫化氢（H_2S），硫化氢遇重金属盐（如遇醋酸铅或硫酸亚铁）能生成黑色的硫化铅或硫化亚铁沉淀，从而可确定硫化氢的产生，则为硫化氢试验阳性。在试验中，可在培养基中加入氯化亚铁，培养后观察是否有黑色沉淀产生；也可在液体培养基中接种细菌，在试管棉塞下吊一块浸有醋酸铅的滤纸进行检测，细菌分解含硫氨基酸释放出 H_2S，逸出的 H_2S 与滤纸上的醋酸铅反应形成黑色化合物。

【主要仪器与材料】　大肠埃希菌、普通变形杆菌，硫化氢试验培养基Ⅰ、硫化氢试验培养基

Ⅱ，试管、接种环、酒精灯、醋酸铅试纸。

【方法】

（1）方法一（穿刺接种法）：取试验用的硫化氢试验培养基Ⅱ2支，分别穿刺接种大肠埃希菌及普通变形杆菌，保留一支未接菌的培养基试管作对照同步培养。在37℃条件下培养24h。观察培养后的试管中菌种的生长情况及颜色变化，并与未接菌的对照管相比较。

（2）方法二（纸条二）：用新鲜斜面培养物接种硫化氢试验培养基Ⅰ。接种后，用无菌镊子夹取一条醋酸铅纸条用棉塞塞紧，使其悬挂于试管中，下端接近培养基表面，但不得接触液面，保留一支未接菌的试管作对照同步培养。在37℃条件下培养24h。接种后3天、7天、14天分别观察培养物的生长情况及纸条颜色变化。

【结果】

（1）方法一：观察培养后的试管中如出现黑色沉淀者则为试验阳性。观察时注意穿刺接种细菌的线周围有无向外扩散的情况，如有，表示该菌有运动能力。

（2）方法二：观察培养后的试管中纸条颜色变黑者为试验阳性，不变者为试验阴性。

实验 32 硝酸盐还原试验

【目的要求】

（1）检测细菌分解利用硝酸盐并使之还原的能力。

（2）掌握硝酸盐还原试验的基本原理及其检测方法。

【基本原理】 某些细菌能将培养基中的硝酸盐还原为亚硝酸盐、氨和氮气等。如果培养基中的硝酸盐被还原为亚硝酸盐，在培养基中加入格利斯亚硝酸试剂时，则培养液变为粉红色或红色，为阳性反应。

如果在培养液中加入格利斯亚硝酸试剂后不出现红色，则有以下两种可能性：

（1）细菌不能还原硝酸盐，故培养液中仍有硝酸盐存在，此为阴性反应。

（2）硝酸盐被细菌还原为亚硝酸盐后，亚硝酸盐继续被细菌还原为氨和氮气，故培养液中也没有硝酸盐存在，此为阳性反应。

培养液中是否存在硝酸盐可用如下方法检查：在培养液中加入锌粉（其作用是还原剂，可将硝酸盐还原为亚硝酸盐），再加入格利斯亚硝酸试剂，若不出现红色，则说明原培养液中已不存在硝酸盐，不能被所加的锌粉还原为亚硝酸盐，原培养液中所含硝酸盐已被细菌所还原，故此为阳性反应；如果在培养液中加入锌粉及格利斯亚硝酸试剂后，溶液呈红色，则说明原培养液中的硝酸盐被所加的锌粉还原为亚硝酸盐，硝酸盐未被细菌还原，此为阴性反应。

【主要仪器与材料】 大肠埃希菌、产气肠杆菌，硝酸盐还原培养基、格利斯亚硝酸试剂Ⅰ、Ⅱ，试管、酒精灯、接种环。

【方法】

（1）分别于硝酸盐还原试验培养基中接种大肠埃希菌、产气肠杆菌，另外保留一支不接菌的硝酸盐培养基作为对照。在37℃培养箱内培养48h。

（2）结果观察

1）无菌操作技术把对照管溶液分为2管，其中一管加入少量锌粉，加热，再加入格利斯亚硝酸试剂Ⅰ、Ⅱ各1滴，看有无红色出现，进而判断反应结果。

2）无菌操作技术把接种的培养液也分成2管，其中一管加入格利斯亚硝酸试剂Ⅰ、Ⅱ各1滴，根据颜色变化，判断反应结果。若判定为负反应，在另一管中加入少量锌粉，并加热，再加入格利斯亚硝酸试剂Ⅰ、Ⅱ各1滴，进一步根据颜色变化，判断反应结果。

【结果】

(1) 对照管：在未接菌的硝酸盐还原试验培养基中（即对照管），加入少量锌粉、加热，再加入格利斯亚硝酸试剂后，应有红色出现，此为阴性反应。

(2) 试验管：在接菌的硝酸盐还原试验培养基中，加入格利斯亚硝酸试剂Ⅰ、Ⅱ各 1 滴，如出现红色，此为阳性反应；若不出现红色，则在另一管中加入少量锌粉，加热，再加入格利斯亚硝酸试剂后，如出现红色，此为阴性反应；不出现红色，则说明硝酸盐已经被还原，为阳性反应。

实验 33　石蕊牛乳试验

【目的要求】

(1) 掌握石蕊牛乳试验的基本原理。

(2) 了解检测细菌分解利用牛乳能力的方法。

【基本原理】　牛乳中主要含有乳糖、酪蛋白等成分。细菌、某些放线菌对牛乳的利用主要是指对乳糖及酪蛋白的分解和利用，其对牛乳利用后的结果可分为 3 种情况：

(注：牛乳中常加入石蕊作为酸碱指示剂和氧化还原指示剂。石蕊中性时呈淡紫色，酸性时呈红色，碱性时呈蓝色，还原时则部分或全部脱色)。

(1) 酸凝固作用：细菌发酵乳糖后，产生许多酸，操作前在牛乳中加石蕊作为酸碱指示剂，此时石蕊牛乳变红，当酸度很高时，一般 pH 值为 4.5，可使牛乳凝固，此称为酸凝固。

(2) 产碱的凝乳酶凝固作用：某些细菌、放线菌能分泌凝乳酶，使牛乳中的酪蛋白凝固，这种凝固在中性环境中发生。通常这种菌还具有水解蛋白质的能力，因而产生氨等碱性物质，一般 pH 值为 8.3，会使所加的酸碱指示剂石蕊变蓝。

(3) 胨化作用：某些细菌能分泌蛋白酶，使牛乳中的酪蛋白水解，牛乳变成清亮透明的液体，即为胨化作用。胨化作用可以在酸性条件下或碱性条件下进行，细菌生长旺盛时，使培养基氧化还原电位降低，一般石蕊色素被还原褪色。

【主要仪器与材料】　黏乳产碱杆菌、铜绿假单胞菌、链霉菌，石蕊牛乳培养基，试管、接种环。

【方法】

(1) 配制石蕊牛乳培养基，灭菌后，倒入无菌试管中备用。

(2) 将黏乳产碱杆菌、铜绿假单胞菌、链霉菌 m-220 分别接入石蕊牛乳培养基中。

(3) 将接种细菌的试管于 37℃恒温下培养 7 天，将接种链霉菌的试管于 28℃恒温下培养 3 天、6 天、10 天、20 天和 30 天，另外保留一支不接种的石蕊牛乳培养基作为对照。

(4) 取出培养后试管，以不接种任何细菌的试管为对照，观察接种不同细菌生长后的培养基颜色的变化情况。

【结果】

(1) 对照管：不接菌的对照管无变化，保留原来颜色即中性时的淡紫色。

(2) 试验管：接菌的石蕊牛乳培养基中若石蕊颜色变红且牛乳呈凝固状，则为酸凝固作用；若石蕊颜色变蓝且牛乳呈凝固状，则为产碱的凝乳酶凝固作用；若石蕊颜色被还原褪色且牛乳被水解变成清亮透明的液体状，则为胨化作用。

【注意事项】　本试验培养时间较长，应在每天都观察接菌培养基试管的变化情况，做好记录。

实验 34　明胶液化试验

【目的要求】

（1）掌握明胶液化试验的原理及检测方法。

（2）了解细菌对明胶的分解和利用情况。

（3）进一步学习穿刺接种的方法。

【基本原理】　不同微生物所含的酶系统不完全相同，其对复杂有机大分子的分解能力不同。明胶是一种动物蛋白质，低于 20℃ 呈固态，高于 20℃ 自行液化呈液态。某些细菌及放线菌具有胶原酶可使胶原破坏后而失去凝固能力，虽在低于 20℃ 的条件下亦不凝固。利用这一特点可帮助进行菌种鉴别。变形杆菌、霍乱弧菌、铜绿假单胞菌、枯草杆菌和某些链霉菌等能液化明胶，大肠埃希菌、沙门菌则不能。

【实验主要仪器与材料】　大肠埃希菌、产气肠杆菌、枯草杆菌、链霉菌，明胶液化培养基，试管、接种环、酒精灯等。

【方法】

（1）配制明胶液化培养基，灭菌后，倒入无菌试管中，待凝固后备用。

（2）用穿刺接种法分别将大肠埃希菌、产气肠杆菌、枯草杆菌接种于明胶培养基试管中。而接种链霉菌时不用穿刺接种法，只接种于表面（保留一支未接种菌的对照管做同步实验）。

（3）放置于 20℃ 恒温箱中培养 48h。若细菌在 20℃ 下不长，则放在最适温度下（37℃）培养。链霉菌可培养于 28℃，因其生长速度慢，需培养 5 天、10 天和 20 天。

（4）取出培养后的试管，观察培养基有无液化情况及液化后的形状，并与对照管相比较。

【结果】　因明胶在低于 20℃ 时凝固，高于 20℃ 自行液化，若是在高于 20℃ 下培养的细菌，观察室应放在冰浴中观察，若明胶被细菌液化，即使在低温下明胶也不会再凝固，此为阳性反应；若高于 20℃ 时呈液化状，而在冰浴中又呈凝固状，则为阴性反应。

【注意事项】

（1）穿刺接种法是微生物试验中常用的接种方法，可用于观察细菌是否具有鞭毛（即半固体培养基穿刺接种法）。在用结种针穿刺接种时，手要稳，只接一条细线为最佳，切勿搅动，以免使接种线不整齐而影响观察。

（2）因链霉菌生长速度慢，需延长生长时间，在第 5 天、第 10 天和第 20 天分别观察结果，最后判断其是否为液化明胶。

3.5　细菌的药物敏感性试验

药物敏感性试验是对敏感性不能预测的分离菌株进行试验，测试抗菌药在体外对病原微生物有无抑制作用，常用的方法主要有两种，即扩散法和稀释法。其中扩散法属于手工测试法，通过测试抑菌圈大小，判断细菌对该种药物是否敏感。稀释法包括试管稀释法和微量稀释法，通过测试细菌在含不同浓度药物培养基内的生长情况来判断其最低抑菌浓度。

实验 35　细菌对抗生素敏感性试验（纸片扩散法）

纸片扩散法（K-B 法）药敏试验方法简单，重复性好，在抗菌药物的选择上具有灵活性，并且费用低廉，因而被 WHO 推荐为定性药敏试验的基本方法，应用广泛。

【目的要求】

(1) 掌握纸片扩散法（K-B 法）原理、操作方法、结果的判读。

(2) 了解纸片扩散法的质量控制。

【基本原理】　将含有定量抗菌药物的纸片贴在已接种测试菌的琼脂平板上，纸片中所含的药物吸收琼脂中水分溶解后不断向纸片周围扩散形成递减的梯度浓度，在纸片周围抑菌浓度范围内测试菌的生长被抑制，从而形成无菌生长的透明圈即为抑菌圈。抑菌圈的大小反映测试菌对测定药物的敏感程度，并与该药对测试菌的最低抑菌浓度呈负相关关系。

【主要材料与设备】

(1) 菌种：质控菌株、金黄色葡萄球菌。

(2) 培养基：水解酪蛋白琼脂（MH 琼脂）。

(3) 抗菌纸片：阿米卡星（AMK）、环丙沙星（CIP）、青霉素（PEN）、苯唑青霉素（OXA）、万古霉素（VAN）、克林霉素（CLI）、复方新诺明（SXT）、红霉素（E）、庆大霉素（GEN）等。

(4) 其他：无菌生理盐水、0.5 麦氏比浊管（相当于 1.5×10^8 CFU/ml）、无菌棉签、镊子、刻度尺、接种环、直径为 9mm 的平板等。

【方法】

(1) 培养基制备：将放在 56℃ 左右条件下保温的无菌 MH 琼脂倾注于直径为 90mm 的平板中（每个平板倾注约 25ml），使培养基的厚度为 4mm。

(2) 菌液准备：用无菌接种环分别挑取 3～5 个待测菌落和质控菌落置于无菌生理盐水中，校正其浊度为 0.5 麦氏比浊。

(3) 涂菌液：用无菌棉签浸入细菌悬液中，将拭子在试管上壁轻轻挤压以挤去过多的菌液。棉签在 3 个方向均匀涂抹琼脂表面（每次转 60°）使菌液均匀分布，最后沿平板内缘涂抹一周。

(4) 静置干燥：盖上平板的盖子，放置 3～5min 后贴上标准抗菌药物纸片，放于培养箱内孵育。

(5) 贴药敏纸片：根据选择的菌株挑选相应的抗菌纸片。用无菌的镊子将抗菌纸片粘帖于 MH 琼脂的表面，一旦纸片贴上，不能移动；各抗菌纸片中心距离应大于 24mm，纸片距平板内缘应大于 15mm。

(6) 培养：贴好药敏纸片的平板应于室温下放置 15min，然后翻转平板，放于 35℃ 条件下培养 16～18 小时后观察结果（图 2-11）。

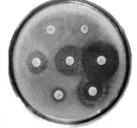

图 2-11　药物敏感试验（纸片扩散法）示意

【结果】　用刻度尺量取抑菌圈直径（抑菌圈的边缘应是无明显细菌生长的区域），先量取质控菌株的抑菌圈直径，以判断质控是否合格，然后量取试验菌株的抑菌圈直径。所测结果以毫米为单位进行记录，根据美国临床和实验室标准协会标准进行结果判定，并以敏感（susceptible，S）、中介（intermediate，I）和耐药（resistant，R）等程度报告之。敏感是指所分离菌株能被使用推荐剂量的抗菌药物在感染部位通常可达到的浓度所抑制；耐药是指所分离菌株不被常规剂量的抗菌药物在感染部位可达到的浓度所抑制和（或）证明抑菌圈直径落在可存在某些特定的微生物耐药机制的范围内，并且治疗研究显示药物对分离菌株的临床疗效不可靠；中介是指抗菌药物在机体生理浓集的部位具有临床效力，还包括一个缓冲区，它避免微小的、未能控制的技术因素造成重大的结果解释错误（表 2-2；表 2-3）。

表 2-2　金黄色葡萄球菌抗菌药物敏感性试验评价结果

抗菌药物	纸片含药量	抑菌环直径（mm）		
		R	I	S
阿米卡星	30μg	≤14	15～16	≥17
青霉素	10U	≤28	—	≥29
苯唑西林	1μg	≤10	11～12	≥13
万古霉素	30μg	—		≥15
庆大霉素	10μg	≤12	13～14	≥15
红霉素	15μg	≤13	14～22	≥23
环丙沙星	5μg	≤15	16～20	≥21
克林霉素	2μg	≤14	15～20	≥21
甲氧苄啶/磺胺甲噁唑	1.25/23.75μg	≤10	11～15	≥16

表 2-3　标准菌抑菌圈直径质控范围

抗菌药物	纸片含药量	抑菌环直径（mm）	
		金黄色葡萄球菌（ATCC25923）	大肠埃希菌（ATCC25922）
阿米卡星	30μg	20～26	19～26
青霉素	10U	26～37	—
苯唑西林	1μg	18～24	—
万古霉素	30μg	—	19～26
庆大霉素	10μg	17～21	30～40
红霉素	15μg	19～27	15～20
环丙沙星	5μg	22～30	—
克林霉素	2μg	24～30	—
甲氧苄啶/磺胺甲噁唑	1.25/23.75μg	24～32	24～32

【注意事项】

（1）培养基成分、酸碱度以及平板的厚度等对实验结果都可以造成影响。购买培养基是应考虑其质量，对每批 MH 琼脂平板均需用标准菌株检测，合格后方可使用。制备平板时，注意其厚度要均匀（4mm），使用前应将平板置于 35℃温箱孵育 15min，使其表面干燥。

（2）药敏纸片贴放要均匀，并要充分接触琼脂。药敏纸片应始终保存于封闭、冷冻、干燥的环境，否则会影响其活性。长期储存需置于－20℃的冰箱，日常使用的应及时放在 4℃条件下保存，用时需提前 1～2h 取出放室温平衡。纸片应在有效期内使用。

（3）菌液浓度也可影响实验结果，浓度大、细菌多时抑菌圈减小，反之偏大。此外，菌液配置好后应在 15min 内接种完。

（4）培养温度以 35℃为宜。平板的堆放不超过 2 块，防止受热不均。

（5）试验过程严格按要求操作，严格无菌操作。

（6）抑菌圈测量要仔细、精确。

实验 36　细菌对中草药的敏感性试验（打孔法）

【目的要求】

（1）掌握打孔法药敏试验的方法。

（2）熟悉操作过程中的注意事项。

【基本原理】　将定量中草药液注入测试菌的琼脂平板上的圆孔内，孔内的药物不断向周围扩散形成递减的梯度浓度，在圆孔周围抑菌浓度范围内测试菌的生长被抑制，从而形成无菌生长的透明圈即为抑菌圈。抑菌圈的大小反映测试菌对测定药物的敏感程度。

【主要材料与设备】

（1）菌株：金黄色葡萄球菌、大肠埃希菌、铜绿假单胞菌等。

（2）培养基：水解酪蛋白琼脂（MH 琼脂）培养基。

（3）设备：人工台式离心机、高压蒸汽灭菌器、冰箱、培养箱、超净工作台。

（4）其他：打孔器、天平、电炉、平皿、试管、三角烧瓶、烧杯、酒精灯、移液管、胶头滴管、接种环等。

【方法】

（1）药液的制备：取待测中草药 10g 置于烧杯中，加 5～7 倍量的水浸泡 1 小时，煮沸 30min，过滤，浓缩至每毫升含 1g 生药，灭菌备用。

（2）菌液的准备：用无菌接种环挑取 3～5 个待测菌落置于无菌生理盐水中，校正其浊度为 0.5 麦氏比浊。

（3）吸取已配制好的菌液 $50\mu l$，用 L 型玻璃棒均匀涂布于 4mm 厚的 MH 琼脂平板上。然后用直径 6mm 的琼脂打孔器均匀打孔，每板 6 孔，去除孔内琼脂并适当封闭孔底。将供试药液加于孔中，每孔 $50\mu l$ 药液，其中一孔以灭菌生理盐水为阴性对照，并作好标记。每种药液用 3 个平板作平行试验。

（4）将平板置于 35℃恒温箱中培养 24h 后，观察并用游标卡尺测量抑菌圈的直径，结果取 3 个平板的平均值。

【结果】　抑菌圈直径小于 10 mm 为无抑菌作用，用"－"表示；10～15mm 为抑菌作用弱，用"＋"表示；16～20mm 表示抑菌作用中等，用"＋＋"表示；大于 20mm 表示抑菌作用强，用"＋＋＋"表示（图 2-12）。

【注意事项】

（1）制备平板时，注意其厚度要均匀。培养基成分以及平板的厚度等对实验结果都可以造成影响。

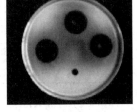

图 2-12　药物敏感试验
（打孔法）示意

（2）菌液浓度也可影响实验结果，浓度大、细菌多时抑菌圈减小，反之偏大。此外，菌液配置好后应在 15min 内接种完毕。

（3）培养温度以 35℃为宜。平板的堆放不超过 2 块，防止受热不均。

（4）试验过程严格按要求操作，严格无菌操作。

（5）抑菌圈测量要仔细、精确。

（6）为控制实验的准确度和精确度，实验应采用标准菌株作对照。标准菌株的抑菌圈大小应在表 2-3 所列的直径范围内。如果超出范围，就认为实验有技术或试剂问题。必须仔细查验每一操作、每一种试剂，找到错误并纠正。

实验 37　细菌对中草药的敏感性试验（试管稀释法）

【目的要求】

（1）掌握试管稀释法操作方法和结果判读。

（2）熟悉试管稀释法原理和临床意义。

【基本原理】　将待测菌接种于一系列含有不同浓度抗菌药物的液体培养基中，定量测定抗菌药抑制或杀死该菌的最低抑菌浓度（MIC）或最低杀菌浓度（MBC）。

【主要材料与设备】

（1）菌株：金黄色葡萄球菌、大肠埃希菌、铜绿假单胞菌等。

（2）培养基：MH肉汤。

（3）待测菌株所需的抗菌中草药。

（4）设备：恒温干燥箱、高压蒸汽灭菌器、冰箱、培养箱、超净工作台。

（5）其他：无菌生理盐水、蒸馏水、0.5麦氏比浊管、无菌试管和吸管、吸量管、微量加样器、接种环等。

【方法】

（1）中草药药液的制备：将供试中草药置于60℃恒温干燥箱中烘至恒重，然后各取10g，分别加水200ml浸泡3h后煎煮，沸后文火煮30min，滤出煎液，共煎3次，合并滤液，浓缩至生药含量1000mg/ml，调其pH值至中性，在121℃高温条件下湿热灭菌后，置4℃冰箱中保存待用。

（2）抗菌药物稀释：取无菌试管12支，每个试管内加MH肉汤2ml（除第1管外）。取原药液2ml，加到第1、2管。然后把第2管混匀，再吸出2ml混合液加到第3管，依次类推，直到第10管，最后2ml弃去不要，得到10个系列稀释度的药液［1（原液）、1∶2、1∶4、1∶8、1∶16、1∶32、1∶64、1∶128、1∶256、1∶512］。第11管为细菌对照，第12管是肉汤对照（表2-4）。

表2-4　细菌对中草药的敏感性试验

试管号	1	2	3	4	5	6	7	8	9	10	11	12
MH肉汤（ml）	0	2	2	2	2	2	2	2	2	2	2	2
中草药液（ml）	2									弃去2		0
菌液体积（ml）	0.1	0.1	0.1	0.1	0.1	0.1	0.1	0.1	0.1	0.1	0.1	0
中草药稀释度	1	1∶2	1∶4	1∶8	1∶16	1∶32	1∶64	1∶128	1∶256	1∶512	—	—

（3）待测菌液准备：用无菌接种环挑取3～5个待测菌落置于无菌生理盐水中，校正其浊度为0.5麦氏比浊。

（4）细菌接种：将准备好的菌液用微量加样器取0.1ml稀释菌液由低药物浓度向高药物浓度分别加到第1-11管，塞好试管塞子。

（5）培养：置35℃条件下培养12～18h后观察结果。

【结果】　首先观察细菌对照管呈浑浊状生长，而肉汤对照管无细菌生长呈透明状的前提下，再观察其他试管的浑浊情况，凡无肉眼可见细菌生长的最低浓度即为对待测菌的最低抑菌浓度。

【注意事项】

（1）在试管稀释法中，加菌液时加样器吸头应插到管内液面下并注意避免与管内壁接触，加完菌液后的试管应避免晃动。

（2）接种细菌的浓度，培养基的pH、离子浓度，抗菌药物的质量，孵育时间和温度等对结果有影响。

（3）试验过程易污染，应严格无菌操作。

（4）结果应在 12～18h 内观察，培养时间过长，被轻度抑制的部分细菌可能会重新生长，由于某些抗菌药物不够稳定，时间长了其抗菌活性也会降低，甚至消失，从而使最低抑菌浓度增高。

（5）稀释好的菌液应在 15min 内接种完毕。

3.6　分子微生物学实验

分子微生物学是从分子水平研究微生物生命现象物质基础的学科，主要研究微生物细胞成分的物理、化学性质和变化以及这些性质和变化与生命现象的关系，如遗传信息的传递，基因的结构、复制、转录、翻译、表达调控和表达产物的生理功能，以及细胞信号的转导等。

实验 38　细菌 DNA 的提取

【目的要求】　了解细菌 DNA 提取的原理和基本方法。

【基本原理】　目前，细菌 DNA 提取方法众多。酚、氯仿法是目前最常用、最可靠的 DNA 提取方法，该法所需费用低，较适用于初学者或经费有限的实验室；但操作烦琐、耗时长，DNA 损失量大，产率低，且有污染和毒性作用。提取的主要原理是利用酚/氯仿/异戊醇抽提除去蛋白质、多糖等杂质，再用无水乙醇沉淀 DNA。

另外，研究表明经典的传统法对于革兰染色阴性杆菌较为有效，但对革兰染色阳性球菌效果不佳。因提取细菌染色体 DNA 的关键在于破除细菌的细胞壁，不同细菌的细胞壁的组成有所差异。革兰染色阳性球菌的细胞壁较厚，主要成分是肽聚糖，结构坚固致密。故可在下述"方法二"中，先用丙酮悬浮细菌沉淀，破坏细菌细胞壁的脂质结构，再用裂解液破壁，效果较好，然后用酚/氯仿/异戊醇抽提除去蛋白质、多糖等杂质，最后用无水乙醇沉淀 DNA，并在 DNA 溶液中加入 RNAase A 降解 RNA，这样不会影响 DNA 及其后续酶切操作，并且适合于对革兰染色阴性杆菌和革兰阳性球菌 DNA 的提取。

【主要材料与设备】

（1）试剂：丙酮、TE 缓冲液、异丙醇、氯仿、酚、蛋白酶 K、裂解液（2% SDS、20mmol/L NaAc、40mmol/L Tris、10mmol/L EDTA）、Taq DNA 聚合酶。

（2）培养基：LB 液体培养基。

（3）设备：摇床、低温离心机、紫外分光光度计、PCR 仪、紫外反射透射仪。

【方法】

1. DNA 的提取

方法一：细菌沉淀加入 TE576μl（10mmol/L Tris-HCl、1mmol/L EDTA，pH8.0）重悬，加入 10%SDS 30μl 和 20mg/ml 蛋白酶 K 3μl，于 37℃ 条件下温育 1h，加入 5mol/L NaCl 100μl，CTAB/NaCl 80μl 溶液，于 65℃ 条件下温育 10min，加入等体积的氯仿/异丙醇，混匀，4℃ 下条件以 12000r/min 转速离心 5min。上清液转入一个新管加等体积的酚/氯仿/异戊醇，混匀，4℃ 下以 12000r/min 转速离心 5min，上清液再转入一个新管中，加入 0.6 倍体积异丙醇，轻轻混合，4℃ 下以 12000r/min 转速离心 5min，弃上清液，加入 70%乙醇洗涤 1min，离心，弃上清液，将沉淀的 DNA 溶于 100μl 的去离子水中，−20℃ 保存备用。

方法二：将保存菌种接种于 LB 液体培养基，37℃，以 150r/min 转速摇床过夜；取 1ml 菌液，以 12000r/min 转速离心 5min；弃上清液，将其沉淀溶于 200μl 丙酮，振荡摇匀，冰浴 5min；以 8000r/min 转速离心 2min；弃上清液，沉淀溶于 500μl TE 缓冲液，振荡混匀，冰浴 5min；以

8000r/min 转速离心 2min；弃上清液，沉淀溶于 400μl 裂解液（2% SDS、20mmol/L NaAc、40mmol/L Tris、10mmol/L EDTA），反复吹打混匀；将其冰浴 5min，然后于 70～75℃ 环境下温育 20min；再加入 100μl mmol/L NaCl，以 14000r/min 转速离心 10min；上清液中加 100μl 酚/氯仿/异戊醇（25：24：1），颠倒混匀，以 8000r/min 转速离心 5min；上清液加 2 倍体积预冷无水乙醇，以 14000r/min 转速离心 5min；DNA 沉淀溶于 500μl 70% 乙醇，以 10000r/min 转速离心 1～2min；DNA 沉淀溶于 30μl TE 缓冲液，加 RNAaseA 至终浓度为 0.25～0.3mg/ml；置 －20℃ 保存备用。

2. DNA 纯度、质量检测　取细菌 DNA 20μl，TE 稀释至 100μl，在紫外分光光度计下测定 A 260nm、A280nm OD 值，计算 DNA 纯度、质量。

3. 细菌 DNA 的扩增　通过互联网检索合成细菌的通用引物。将提取的细菌 DNA 作为模板加入总体积为 50μl 的反应体系中：5×buffer 10μl、2.5mmol/L dNTP5μl、5μmol/L 上游引物 5μl、5μmol/L 下游引物 5μl、DNA 模板 8μl、Taq 酶 15μl，加去离子水至 50μl，混匀。在 95℃ 条件下变性 5min，94℃ 40s、55℃ 30s、72℃ 40s，共 30 个循环；最后 72℃ 延伸 5min。取 8μl PCR 反应产物，1.5% 琼脂糖凝胶（60V）电泳 40min，置紫外反射透射仪下观察 DNA 特异性条带。

实验 39　质粒 DNA 的提取

【目的要求】　了解细菌中分离质粒 DNA 的原理和基本方法。

【基本原理】　细菌的子代具有与亲代相同的特征，这是由细菌的遗传物质染色体 DNA 决定的。但有些遗传特性是由染色体外的遗传物质——质粒所编码的，如抗药基因等可存在于质粒上。从细菌中分离质粒 DNA 的方法很多，其基本原理是根据分子大小的不同、碱基组成的差异以及质粒 DNA 的超螺旋共价闭合环结构的特点来进行。目前常用的方法有碱变性法、十二烷基磺酸钠（SDS）法、煮沸法以及溴化乙锭-氯化铯密度梯度离心法，其中以碱变性抽提法最常用。

碱变性抽提质粒 DNA（extraction of plasmid DNA -alkylie denaturing method）是根据染色体 DNA 与质粒 DNA 分子的大小、构型及变性与复性的差异而达到分离的目的。染色体 DNA 的分子大，为双螺旋；质粒 DNA 分子小，为超螺旋。在 pH 12.6 的碱性条件下，染色体 DNA 的氢键断裂，双螺旋结构解开而变性；质粒 DNA 的大部分氢键也断裂，但是螺旋共价闭合环状结构的两条互补链不完全分离，当以 pH4.8 的醋酸钠高盐缓冲液调节 pH 至中性时，变性的质粒 DNA 可以恢复到原来的构型并保留在溶液中，但染色体 DNA 不能复性而形成缠绕的网状结构，通过离心，染色体 DNA 与不稳定的大分子 RNA、蛋白质-SDS 复合物等一起沉淀下来而被除去。

【主要材料与设备】

（1）培养基：LB 培养基（精解蛋白胨 10g、酵母提取物 5g、氯化钠 10g，加蒸馏水至 1000ml，溶解后用氢氧化钠调节 pH 为 7.5，分装高压，灭菌），LA 培养基（在上述 LB 培养基中加氨苄青霉素使之终浓度为 50μg/ml）。

（2）储存液：溶菌酶（用无菌蒸馏水配制 10mg/ml 溶菌酶，分装无菌小管内，－20℃ 保存，每管用后即弃去，不再冻存），氨苄青霉素（氨苄青霉素钠盐用无菌蒸馏水配成 25mg/ml 溶液，分装无菌小管内，－20℃ 保存，使用浓度为 50μg/ml），氯霉素（用 100% 乙醇配成 34mg/ml 溶液时，分装无菌小管内，－20℃ 保存，使用浓度：用于质粒扩增 170μg/ml）。

（3）菌种：大肠埃希菌 HB101（含质粒 PJSB$_{15}$）。

（4）试剂：TE 缓冲液（pH7.6 的 10mmol/L Tris-HCl，pH8.0 的 1mmol/L EDTA），GET 溶液［50mmol/L 葡萄糖；10mmol/L EDTA；pH8.0 的 25mmol/L Tris-HCl，溶解后 8lbf（磅力）高压，灭菌］，碱溶液（pH12.6，0.2mol/L NaOH，1% SDS），酸溶液（pH4.8，3mol/LNaAc，2mol/L

HAC），饱和酚，氯仿/异醇（24∶1），5mol/L NaCl 或 3mol/L NaAc，冷无水乙醇及 70％乙醇。

【方法】

1. 细菌的培养及质粒扩增

（1）取冷冻保存的菌种，接种在 2ml LA 液体培养基中，37℃水浴摇床振荡培养过夜。

（2）取菌液接种 LA 平板，37℃孵箱培养过夜。

（3）从平板上挑取单个菌落接种到 2ml LA 液体培养基中，37℃水浴摇床振荡培养过夜。

（4）取菌液转种到大量 LA 液体培养基中，37℃水浴摇床振荡培养 3～4h，使 OD600＝0.1。

（5）加入氯霉素，使之终浓度为 170μg/ml，37℃水浴摇床振荡培养过夜。

2. 细菌的收集、裂解及质粒 DNA 的分离、纯化

（1）取上述扩增之菌液 1.5ml 放入微量离心管中，以 14 000r/min 转速离心 30s。

（2）弃上清液，沉淀加 SET 溶液 1ml，混匀再离心。

（3）弃上清液，沉淀加 SET 溶液 100μl，溶菌酶溶液 2mg/ml，混匀，冰浴 5min。

（4）加 200μl 碱溶液，混匀，冰浴 5min。

（5）加 150μl 酸溶液，混匀，冰浴 5min，以 12 000r/min 转速离心 10min。

（6）取上清液放入另一个新微量离心管中，加入酚 200μl，氯仿/异戊醇 200μl，混匀 5min，以 12 000r/min 转速离心 15min。

（7）取上清液放入另一新微量离心管中，加等量氯仿/异戊醇，混匀 5min，以 12 000r/min 转速离心 15min。

（8）取上清液放入另一新微量离心管中，加入 1/20 体积 3mol/L NaAc（或 5mol/LNaCl），再加入 2 倍体积冷无水乙醇，混匀后，置−20℃条件下过夜。

（9）取出离心管，以 12 000r/min 转速离心 20min，弃上清液，加入冷 70％乙醇，漂洗沉淀，以 12 000r/min 转速离心 10min。

（10）弃上清液，用消毒的滤纸吸干乙醇，真空干燥 15min；加 20μl TE 溶液重溶 DNA，−20℃保存，供酶切、电泳等用。

【注意事项】

（1）操作时应戴手套，所用试剂及容器均需高压灭菌以避免 DNA 酶污染。

（2）操作过程中加入溶液后，均需充分混匀。

（3）加碱溶液变性时，要充分混匀使菌体完全裂解（变黏稠），一旦裂解应立刻加酸溶液中和。

（4）菌体裂解后，每步混匀动作要轻，不要强烈振荡，以防损伤 DNA。

实验 40　DNA 重组技术

【目的要求】　了解 DNA 重组技术方法与原理。

【基本原理】　重组 DNA 技术（recombinant DNA technique）又称遗传工程，在体外重新组合脱氧核糖核酸（DNA）分子，并使它们在适当的细胞中增殖的遗传操作。这种操作可把特定的基因组合到载体上，并使之在受体细胞中增殖和表达。因此它不受亲缘关系限制，为遗传育种和分子遗传学研究开辟了崭新的途径。

【方法】　重组 DNA 技术主要取决于基因的来源、基因本身的性质和该项遗传工程的目的。重组 DNA 技术路线见图 2-13。

（1）获得目的基因；

（2）与克隆载体连接，形成新的重组 DNA 分子；

（3）用重组 DNA 分子转化受体细胞，并能在受体细胞中复制和遗传；

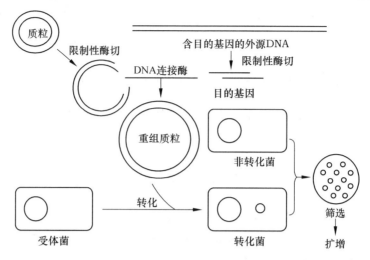

图 2-13　重组 DNA 技术路线示意图

（4）对转化子筛选和鉴定。

（5）对于获得外源基因的细胞或生物体，通过培养获得所需的遗传性状或表达出所需要的产物。

实验 41　PCR 技术

聚合酶链式反应（polymerase chain reaction，PCR）又称无细胞分子克隆或特异性 DNA 序列体外引物定向酶促扩增技术。由美国科学家 PE（Perkin Elmer，珀金-埃尔默）公司遗传部的 Dr. Mullis 发明，由于 PCR 技术在理论和应用上的跨时代意义，因此 Mullis 获得了 1993 年化学诺贝尔奖。

【目的要求】

（1）掌握聚合酶链式反应的原理。

（2）掌握微量加样器和 PCR 仪的基本操作技术。

【基本原理】　PCR 即聚合酶链反应，是指在 DNA 聚合酶催化下，以母链 DNA 为模板，以特定引物为延伸起点，通过变性、退火、延伸等步骤，体外复制出与母链模板 DNA 相同的子链 DNA 的过程。是一项 DNA 体外合成放大技术，能快速特异地在体外扩增任何目的 DNA。

【主要材料与设备】

（1）模板 DNA、dNTP。

（2）Taq DNA 聚合酶、SSR 引物。

（3）$10 \times$ buffer、Mg^{2+}、ddH_2O。

（4）PCR 仪、微量加样器、PCR 板。

【方法】

（1）反应体系：可参考表 2-5 进行。

表 2-5　PCR 反应体系

试剂	剂量
$10 \times$PCR buffer	$10 \mu l$
Mg^{2+}（1.5mmol/L）	$6 \mu l$
4 种 dNTP 混合物（各 $200 \mu mol/L$）	$2 \mu l$

试剂	剂量
上下游引物（各 10～100pmol）	各 2μl
模板 DNA（0.1～2μg）	2～4μl
Taq DNA 聚合酶（2.5U）	1μl
双蒸水或三蒸水	100μl

（2）扩增流程

预变性 94℃	4min	
变性 94℃	1min	
退火 55～60℃	1min	循环 30 次
延伸 72℃	1min	
终延伸 72℃	5～10min	
保存	4℃	

（3）将 PCR 产物进行琼脂糖凝胶电泳，并分析结果。电泳条件：60～80V，15～20min。

（4）紫外分析仪检查电泳结果。

【注意事项】

（1）模板：尽量避免含有酶抑制剂。

（2）引物：保存时间不宜过长，要符合引物设计的原则，在用软件设计结束后要进行适当的人工处理。配置引物浓度要合适，太高容易引起错配及非特异性产物的形成。

（3）循环参数：一般退火温度应低于 T_m 值 5℃。先循环数次，然后延伸几分钟，再进行循环，有时候可以加大产物的量。

（4）酶浓度：过高容易导致非特异性产物的形成。

（5）离子浓度：过高容易导致非特异性产物的增加。

（6）dNTP：浓度过高会抑制酶的活性，引起错配。

【PCR 技术应用】

1. 生命科学　①人类基因组计划：随着的 PCR 日臻完善，科学家于 2003 年在完成人类基因组"工作框架图"的基础上，经过整理、分类和排列后得到的更加准确、清晰、完整的基因组图谱。这是对人类基因组基本面貌的首次揭示，表明科学家们开始部分"读"出人类生命"天书"所蕴涵的内容。②后基因组计划：人类基因组 DNA 序列图谱完成后，鉴定基因组多态性及其单倍型以及寻找其在生物和医学应用中的重要性成为人们关心的热点。以研究基因功能为核心的"后基因组时代"已经来临，大规模的结构基因组、蛋白质组以及药物基因组的研究计划已经成为新的热点。③物种的分类、进化及亲缘关系：可以进行物种进化的保守性分析、物种多态性分析及物种鉴定。

2. 医药　①疾病的诊断和治疗：遗传性疾病，如地中海贫血、镰刀状红细胞贫血、凝血因子缺乏等有遗传倾向的疾病；老年性疾病，如糖尿病、高脂血症；癌基因的检测和诊断，检测恶性肿瘤的标记物来诊断癌症等疾病；利用基因治疗方法治疗肿瘤性疾病。②致病病原体的检测：检测范围包括细菌、病毒（SARS 及禽流感病毒 H5N1 等）、原虫及寄生虫、真菌、立克次体、衣原体和支原体等一切微生物。检测的灵敏度和特异性都远高于当前的免疫学方法，所需时间也已达到临床要求，这对于难于培养的病毒（如乙肝病毒）、细菌（如结核、厌氧菌）和原虫（如梅毒螺旋体）等来说尤为适用。③DNA 指纹、个体识别（DNA 身份证）、亲子关系鉴别和法医物证：可以用一根头发、一个细胞、一个精子来完成上述工作，这一领域也已发展到骨髓或脏器移植配型。

④生物工程制药：许多药物可通过工程菌和细胞来大量生产，如干扰素、白介素、促红细胞生长素等药物。⑤转基因动物制药及疾病模型：转基因动物与医学及生物医药研究的关系越来越密切。近年来，各种人类疾病转基因动物模型不断建立。如转基因动物在遗传病、心血管疾病、肿瘤、高血压病、病毒性疾病、异种移植、输血医学、药理学研究中的应用；利用转基因动物-乳腺生物反应器生产药物蛋白，好比在动物身上建"药厂"，可以从动物乳汁中源源不断地获得具有稳定生物活性的基因产品。这是一种全新的药物生产模式，具有投资成本低、药物研制周期短和经济效益高等优点。

3. 卫生安全　①食品微生物的检测：传统的致病菌检测首先经过长时间的培养，费时费力，应用 PCR 技术则非常迅速、准确。主要用于食品致病菌的检测，如肉毒杆菌等；乳酸菌的检测；水中细菌指标测定。②转基因食品的检测：目前世界转基因食品已经有一百多物种，大多数已经用于食品。转基因食品对人体健康的危害及对生态的影响也日益受到世界广泛的重视，因此对转基因食品的检测成为控制其泛滥的一种手段。③动、植物检疫：灵敏、特异、快速诊断和检测方法是我国进出口口岸的"门卫"，检查出入国门的人员、动物、植物（种畜、种籽）等是否携带烈性传染病（艾滋病病毒、动物病毒、植物病毒等）病原体，食品、饲料等是否带沙门菌等均需要基因诊断手段将这些病菌拒之于国门之外，是提高我国综合国力的必要保证。

附 12：细菌培养及检测程序

【目的要求】

（1）掌握细菌培养的操作方法。

（2）了解细菌鉴定中常用的生化反应原理、技术和方法。

（3）掌握玻片凝集试验的操作方法，了解其特点和用途。

（4）学习玻片凝集试验结果的观察方法。

【基本原理】　细菌多数属于异养菌，需要从周围环境中摄取营养，进行新陈代谢及生长繁殖等生命活动。不同细菌的生长条件各不相同，不同的病原菌，选择最适宜的培养条件，可提高培养的阳性率，缩短诊断时间。观察不同细菌在人工培养基上的各种代谢活动，可用作鉴定细菌致病性的一种依据之一。

【主要材料和设备】

（1）菌种：如大肠埃希菌、产气肠杆菌、普通变形杆菌、伤寒杆菌的斜面菌种等。

（2）培养基：葡萄糖蛋白胨水培养基、蛋白胨水培养基、糖发酵培养基（葡萄糖、乳糖或蔗糖）

（3）试剂：VITEK 2 Compact 细菌鉴定卡、40％NaOH 溶液、肌酸、甲基红试剂、吲哚试剂、乙醚、1.6％溴甲基酚紫指示剂、生理盐水、伤寒杆菌诊断血清。

（4）器材：梅里埃 VITEK 2 Compact 全自动细菌鉴定及药敏分析系统、生物安全柜、培养箱、高压灭菌锅、试管、移液管、载玻片、毛细吸管等。

【方法】

1. 人工操作法

（1）在无菌条件下，根据不同的样本选择合适的培养基进行接种，然后 37℃条件下培养过夜。

（2）观察菌落大小、颜色、气味、溶血、形态特征等。

（3）涂片，根据不同细菌分别选择革兰染色、抗酸染色、墨汁染色，观察染色性质及细菌形态、大小和排列，球菌、杆菌或螺形菌等。

（4）生化反应

1）糖发酵实验：挑取待检菌落，接种于 2 支 O-F 培养基管中，发酵管加灭菌液状石蜡油约

1cm 深，氧化管不加 35℃ 培养过夜后观察结果。

2）V-P 试验：接种少量菌苔至装有葡萄糖蛋白胨培养液的试管，置 37℃ 恒温箱中，培养 24～48h。取出以上试管，振荡 2min。另取 5 支空试管相应标记菌名，分别加入 3～5ml 至以上对应管中的培养液，再加入 40% NaOH 溶液 10～20 滴，并加入 0.5～1mg 微量肌酸，振荡试管，以使空气中的氧溶入，置 37℃ 恒温箱中保温 15～30min 后，观察结果。

3）甲基红试验（M. R. 试验）：取装有葡萄糖蛋白胨水培养液的试管，接种需培养鉴定的细菌，经过夜培养后，加入 2～3 滴甲基红指示剂，注意沿管壁加入，观察结果。

4）吲哚试验：无菌操作分别接种少量菌苔到装有蛋白胨水培养液的试管中，置 37℃ 恒温箱中培养 24～48h。在培养液中加入 5～10 滴吲哚试剂，使试剂浮于培养物表面，形成两层，观察结果。

（5）生化反应的选择：根据菌落特征和涂片结果选择生化反应。

1）氧化酶阳性革兰阴性杆菌，选择非发酵鉴定生化反应组合：葡萄糖 O/F、木糖、麦芽糖、硝酸盐、动力、七叶苷等生化反应。

2）氧化酶阴性革兰阴性杆菌，选择肠杆菌科细菌鉴定生化反应组合：触酶、硝酸盐、葡萄糖 O/F、动力、乳糖、VP、吲哚、甲基红、柠檬酸盐、精氨酸、鸟氨酸、赖氨酸等生化反应。

3）疑不动杆菌氧化酶阴性革兰阴性杆菌，选择非发酵鉴定生化反应组合。

4）选择革兰阳性球菌鉴定生化反应组合：触酶、凝固酶、CAMP 试验、杆菌肽、胆汁七叶苷、葡萄糖 O/F、木糖、蔗糖、麦芽糖、硝酸盐、七叶苷、甘露醇等。

5）选择革兰阳性杆菌鉴定生化反应组合：触酶、葡萄糖 O/F、胆汁七叶苷、蔗糖、木糖、甘露醇、硝酸盐、脲酶等。

（6）血清学反应

1）取清洁载玻片一张，用蜡笔划为两格，并注明号码。无菌操作下，用接种环于第一格内加伤寒杆菌诊断血清 1～2 滴，第二格加 1～2 滴生理盐水。

2）无菌操作下，用接种环取伤寒杆菌培养物少许，混于第二格中，再混于第一格中。

3）轻轻摇动载玻片，1～2min 后肉眼观察，出现乳白色凝集块者，为阳性反应；仍为均匀的乳浊液者，为阴性反应。如结果不够清晰，可将载玻片放于低倍显微镜下观察。

（7）其他常见鉴别试验

1）触媒试验：挑取待检菌落置于洁净载破片上，然后滴加 3% 的过氧化氢溶液 1～2 滴，静置，1min 内产生大量气泡的为阳性，不产气泡的为阴性。

2）氧化酶试验：用商品化的氧化酶纸片蘸取少许分纯的细菌，纸片出现蓝色变化为氧化酶阳性。

2. 仪器法

（1）在无菌条件下，根据不同的样本选择合适的培养基进行接种，然后在 37℃ 条件下培养过夜。

（2）挑选单个菌落，用生理盐水配制合适浓度的细菌悬液。

（3）将配制好的细菌悬液和 VITEK 2 Compact 细菌鉴定卡仪一起按仪器操作说明书放入梅里埃 VITEK 2 Compact 全自动细菌鉴定及药敏分析系统中，仪器将自动对样本进行细菌鉴定，并将鉴定结果通过数据系统传入实验室 LIS 系统中。

【结果】　细菌接种在固体培养基上，经过一定时间的培养后，表面出现肉眼可见的单个细胞集团，称为菌落。

1. 细菌在培养基中的生长情况

（1）固体培养基上的生长情况：各种菌落在固体培养基上形成的菌落在大小、形状、颜色、透明度、产生的色素、气味、黏度以及在血琼脂平板上的溶血情况等均有不同，这有助于识别和鉴定细菌。

（2）液体培养基中的生长情况：细菌在液体培养基中生长后，常出现浑浊、沉淀或形成菌膜。

（3）半固体培养基中的生长情况：有鞭毛的细菌除了沿穿刺线生长外，在穿刺线两侧也可见羽毛状或云雾状浑浊生长。无鞭毛的细菌只能沿穿刺线呈明显的线状生长，穿刺线两边的培养基仍然澄清透明。

2. 常用的生化反应结果判断

（1）糖发酵试验：培养液保持原有颜色，其反应结果为阴性，记录用"－"表示；如培养液呈黄色，反应结果为阳性，记录用"＋"表示。培养基内有气泡为阳性反应，记录用"＋"表示；如没有气泡为阴性反应，记录用"－"表示。

（2）V-P试验：培养液呈红色，记录为V-P试验阳性反应（用"＋"表示）；若不呈红色，记录为V-P试验阴性反应（用"－"表示）。

（3）甲基红试验（M. R. 试验）：培养液上层变成红色，即为阳性反应；若仍呈黄色，则为阴性反应，分别用"＋"或"－"表示。

（4）吲哚试验：呈现玫瑰红色，此为吲哚试验阳性反应，否则为阴性反应，阳性用"＋"、阴性用"－"表示。

3. 血清学反应　出现乳白色凝集块者，为阳性反应；仍为均匀的乳浊液者，为阴性反应。如结果不够清晰，可将载玻片放于低倍显微镜下观察。

【注意事项】

（1）留取样本的容器保证无菌。

（2）送检的细菌培养样本要及时接种以提高细菌培养的阳性率。

（3）培养基放置时间不要过长，避免污染。

（4）尽量在用药前进行细菌培养，若已经用药，停药5天后做细菌培养。

（5）血液、脑脊液细菌培养阳性结果需要立即电话通知临床。

4 病原微生物学实验

4.1 病原微生物的形态检测

实验42 病原性球菌的形态及培养物观察

【目的要求】

(1) 掌握：病原性球菌的形态及染色性。

(2) 熟悉：病原性球菌的菌落特征。

(3) 了解：病原性球菌的排列特征。

【基本原理】 病原性球菌指的是葡萄球菌、链球菌、肠球菌、淋病奈瑟菌和脑膜炎奈瑟菌等一类常引起化脓性感染的球菌，故又称化脓性球菌。它们在形态排列、染色性及培养特性和菌落形态上都各有不同，可作为细菌鉴别的依据。

【主要材料与设备】

(1) 菌种：葡萄球菌（金黄色葡萄球菌、表皮葡萄球菌、腐生葡萄球菌）、链球菌（甲型、乙型、丙型链球菌）、肠球菌（粪肠球菌、屎肠球菌）、淋病奈瑟菌和脑膜炎奈瑟菌（示教）。

(2) 培养基：普通琼脂平板、血平板、巧克力色血琼脂平板。

(3) 试剂：革兰染色液。

(4) 设备：恒温培养箱、普通光学显微镜。

(5) 其他：酒精灯、接种环、玻片、生理盐水、香柏油、二甲苯、擦镜纸、标记笔。

【方法】

1. 三区划线接种细菌　分别将 3 种葡萄球菌、3 种链球菌和 2 种肠球菌分三区划线接种到血平板和普通琼脂平板上，置 35℃培养箱培养 18～24h。

2. 示教　淋病奈瑟菌和脑膜炎奈瑟菌在血琼脂平板和巧克力色琼脂平板上的菌落特征。

3. 革兰染色

(1) 原理

1) 革兰阳性菌细胞壁结构较致密，肽聚糖层厚，脂质含量少，乙醇不易透入，而革兰阴性菌细胞壁结构较疏松，肽聚糖层少，脂质含量多，乙醇易渗入。

2) 革兰阳性菌的等电点低（pI 2～3），革兰阴性菌的等电点较高（pI 4～5），在相同 pH 条件下，革兰阳性菌所带负电荷比革兰阴性菌所带的多，与带正电荷的结晶紫染料结合较牢固且不易脱色。

3) 革兰阳性菌细胞内含有大量核糖核酸镁盐，可与结晶紫和碘牢固地结合成大分子复合物，不易被乙醇脱色；而革兰阴性菌细胞内含极少量的核糖核酸镁盐，吸附染料量少，形成的复合物分子也较小，故易被乙醇脱色。

(2) 方法

1) 制备标本涂片

①涂片：取洁净载玻片加 1～2 接种环生理盐水，分别取葡萄球菌、链球菌、肠球菌和脑膜炎

奈瑟菌培养物少许，在各自盐水中研磨均匀，呈轻度浑浊，涂好的菌膜大小以 1cm×1cm 为宜。

②干燥：涂片最好在室温条件下自然干燥，或将标本面向上，置于酒精灯火焰高处慢慢烘干，切不可在火焰上烤干。

③固定：细菌的固定常用火焰加热法，即将上述已干的涂片在酒精灯火焰中快速通过 3 次。固定的目的在于杀死细菌，并使菌体与玻片黏附牢固，染色时不被染液和水冲掉，同时固定可凝固细胞质，改变细菌对染料的通透性。

2）染色

①初染：将结晶紫染液加于制好的涂片上，染色 1min，用细流水冲洗，甩去积水。

②媒染：加卢戈碘液作用 1min，用细流水冲洗，甩去积水。

③脱色：滴加 95％乙醇数滴，摇动载玻片数秒钟，使之均匀脱色，然后斜持载玻片，再滴加酒精，直到流下的酒精无色为止（约 0.5min），用细流水冲洗，甩去积水。

④复染：加稀释石炭酸复红染色 0.5min，用细流水冲洗，甩去积水。

3）镜检：待标本片干燥后，在涂片上滴加镜油置油镜下检查。

【结果】

1. 菌落形态观察

（1）葡萄球菌：在普通琼脂平板上，35℃孵育 18～20h 后 3 种葡萄球菌均形成中等大小（1～3mm）、圆形凸起、表面光滑、湿润、边缘整齐、不透明菌落，并可产生不同的脂溶性色素，使菌落呈现不同的颜色，如金黄色葡萄球菌呈金黄色，表皮葡萄球菌大多呈白色，腐生葡萄球菌大多呈柠檬色。在血琼脂平板上，3 种葡萄球菌的菌落特点与它们在普通琼脂平板上的菌落相同，但金黄色葡萄球菌菌落周围有完全溶血环（β溶血），而腐生葡萄球菌和大多数表皮葡萄球菌菌落周围无溶血环。

（2）链球菌：在血琼脂平板上生长后出现灰白色、圆形凸起、表面光滑、边缘整齐的针尖大小菌落，菌落周围可出现不同的溶血情况。甲型链球菌菌落周围出现草绿色溶血环（α溶血，不完全溶血），乙型链球菌菌落周围出现透明溶血环（β溶血，完全溶血），丙型链球菌菌落周围无溶血环。

（3）肠球菌：在血琼脂平板上出现灰白色、不透明、表面光滑的小菌落，菌落周围可出现溶血环，也可无溶血环。

（4）淋病奈瑟菌和脑膜炎奈瑟菌：脑膜炎奈瑟菌在巧克力琼脂平板上的菌落直径为 2～3mm，呈圆形凸起、光滑湿润、无色透明、边缘整齐，似露滴状。淋病奈瑟菌在巧克力琼脂平板生长出现呈圆形凸起、半透明或不透明、无色或灰白色、边缘整齐、直径为 0.5～1.0mm 的小菌落。

2. 革兰染色形态观察

（1）葡萄球菌：3 种葡萄球菌形态相似，均为直径 1μm 左右的革兰阳性球菌，呈单个、成双、短链排列，典型排列呈葡萄串样。

（2）链球菌：3 种链球菌形态基本相同，为革兰阳性球菌，圆形或卵圆形，成双或呈链状排列。链的长度因菌种和培养基而有明显差异，一般在液体培养基中易形成长链。

（3）肠球菌：肠球菌形态类似链球菌，为单个、成双或短链状排列的卵圆形革兰阳性球菌。琼脂平板上生长的细菌呈球杆状，液体培养基中呈卵圆形、链状排列。

（4）淋病奈瑟菌和脑膜炎奈瑟菌：均为革兰阴性双球菌，菌体直径 0.6～1.5μm，形似双肾或咖啡豆样，凹面相对，某些菌种形成荚膜。

【注意事项】

（1）酒精脱色是革兰染色的重要环节，如脱色过度，阳性菌易误判为阴性菌；脱色不够则阴性菌易误判为阳性菌。

(2) 标本涂片的厚薄、培养条件及菌龄等因素均会影响革兰染色结果。所以涂片厚薄要适宜，被检菌的菌龄最好在 18～24h 之内。

实验 43　肠道杆菌的形态及培养物观察

【目的要求】

(1) 掌握：大肠埃希菌、伤寒沙门菌、志贺菌、肺炎克雷伯菌、变形杆菌的形态特点及染色性。

(2) 熟悉：大肠埃希菌、伤寒沙门菌、志贺菌、肺炎克雷伯菌、变形杆菌的培养特性及菌落特点。

【基本原理】　肠道杆菌是一群生物学性状相似的革兰阴性中等大小杆菌，主要包括 4 种常引起人类腹泻和肠道感染的菌属（埃希菌属、志贺菌属、沙门菌属、耶尔森菌属）和 8 种与医院感染有关的条件致病菌（柠檬酸杆菌属、克雷伯菌属、肠杆菌属、泛菌属、沙雷菌属、变形杆菌属、普罗威登菌属和摩根菌属）。肠道杆菌具有革兰染色阴性、营养要求不高等共同特点，但它们在培养特性、生化反应等方面却各有特性，可作为鉴别肠道杆菌各属种的主要依据。

【主要材料与设备】

(1) 菌种：大肠埃希菌、伤寒沙门菌、志贺菌、肺炎克雷伯菌、变形杆菌。

(2) 培养基：普通琼脂平板、伊红-亚甲蓝琼脂平板（EMB）、SS 琼脂平板、中国蓝平板。

(3) 试剂：革兰染色液。

(4) 设备：恒温培养箱、普通光学显微镜。

(5) 其他：酒精灯、接种环、玻片、生理盐水、香柏油、二甲苯、擦镜纸、标记笔。

【方法】

(1) 三区划线接种细菌：分别将大肠埃希菌、伤寒沙门菌、志贺菌、肺炎克雷伯菌和变形杆菌三区划线接种到普通琼脂平板、SS 平板、EMB 平板和中国蓝平板上，置 35℃培养箱培养 18～24h。

(2) 革兰染色：分别取大肠埃希菌、伤寒沙门菌、志贺菌、肺炎克雷伯菌和变形杆菌 18～24h 培养物革兰染色观察细菌形态染色特征。

【结果】　菌落形态观察：

(1) 大肠埃希菌：在 SS 琼脂平板上大肠埃希菌形成红色、圆形、凸起、边缘整齐的中等大小菌落，多数为光滑型菌落。在中国蓝琼脂平板上由于本菌发酵乳糖则形成蓝色、凸起、较大的菌落。大肠埃希菌分解乳糖产酸，使伊红与亚甲蓝结合菌落呈带金属光泽紫黑色，故在 EMB 琼脂平板上形成紫黑色具有金属光泽、大而隆起、不透明的菌落。在普通琼脂平板上生长良好，形成较大的圆形、光滑、湿润、灰白色的菌落。

(2) 伤寒沙门菌：由于本菌不分解乳糖，故在 SS 平板上形成无色、半透明、光滑、湿润、凸起的小菌落，产生 H_2S 的菌株可在 SS 平板上形成中心带黑褐色的小菌落。在 EMB 平板上形成无色菌落。在中国蓝平板上形成无色、光滑型菌落。

(3) 志贺菌：将本菌接种在 SS 和中国蓝平板上经 35℃孵育 18～24h。由于志贺菌不分解乳糖，宋内志贺菌某些菌株可迟缓发酵乳糖，故其在 SS 平板和中国蓝平板上形成无色、透明、中等大小的菌落。除宋内志贺菌菌落外均为光滑型菌落。在 EMB 平板上形成圆形、无色或不透明琥珀色、有金属光泽的较大光滑型菌落。

(4) 肺炎克雷伯菌：血琼脂平板上形成圆形、凸起、灰白色、不溶血、光亮的大菌落，相邻菌落易于融合成黏液状，若用接种针蘸取呈长丝状拽起。在 SS 琼脂平板上形成乳糖发酵产酸的菌落，即红色、较大、浑浊、凸起的黏液型菌落，较大肠埃希菌大。在 EMB 和中国蓝平板上同大肠埃希菌。

（5）变形杆菌：在营养琼脂平板上呈波纹状迁徙生长现象，而在 SS 琼脂平板上，经 35℃、18～24h 则形成无色圆形的中等大小的乳糖不发酵型菌落，通常为中心灰褐色的菌落。在 EMB 和中国蓝培养基上的生长同志贺菌属的生长。

【注意事项】

（1）肠道内存在大量正常菌群，除非为了正常菌群的调查和鉴定，否则均应使用选择培养基。

（2）在选择培养基上挑取菌落染色或鉴定时，应从菌落边缘挑取。

实验 44　其他病原微生物的形态及培养物观察

假单胞菌的形态及培养物观察

【目的要求】

（1）掌握铜绿假单胞菌的形态染色、培养特性和菌落特征。

（2）熟悉铜绿假单胞菌的主要生化反应。

【基本原理】　假单胞菌属为需氧、有鞭毛、无芽孢的革兰阴性杆菌，氧化酶试验阳性，包括 200 余种菌。多数为腐生菌，临床常表现为条件致病菌。其代表菌种是铜绿假单胞菌，广泛分布于自然界、土壤、水、空气、人体皮肤、肠道、呼吸道，是医院感染的主要病原菌。

【主要材料与设备】

（1）菌种：铜绿假单胞菌。

（2）培养基：普通平板、血平板、SS 平板、麦康凯平板。

（3）其他：革兰染色液、显微镜、孵育箱、小试管、载玻片、盖玻片、接种环、酒精灯、火柴等。

【方法】

（1）形态观察：直接涂片革兰染色，普通光学显微镜检查，不染色标本动力观察。

（2）菌落观察：取细菌分别划线接种于普通平板、血平板、SS 平板、麦康凯平板上，35℃ 条件下培养 18～24h，观察平板上菌落特征及色素产生情况。

【结果】

（1）形态观察：镜下观察为革兰阴性杆菌，菌体长短不一，常呈多形性，不染色标本动力观察，运动活跃。

（2）菌落观察：普通平板上形成圆形大小不一、边缘不整齐、扁平、光滑、湿润而常呈融合状态的菌落，琼脂被染成蓝绿色或黄绿色。血平板上形成大而扁平、湿润、有金属光泽、有生姜味的灰绿色或蓝绿色菌落，菌落周围有透明溶血环。SS 平板上形成类似沙门菌的乳糖不发酵菌落，较浑浊，48h 后菌落中央也呈绿色。麦康凯平板上可形成微小、半透明菌落，48h 后菌落中央常呈棕绿色。

【注意事项】

（1）从临床分离的菌株中有部分不产生色素（大约有 10%），尤其是从痰液中分离的菌落为黏液型的铜绿假单胞菌，常不产生色素，但在室温中移种数代后常可恢复典型菌落和产生色素能力。

（2）对于不产生色素的铜绿假单胞菌，可通过硝酸盐还原试验，或产生氮气，在 42℃ 条件下生长以及在含 2.0g/L 的硫酸镉琼脂上生长加以确定。

真菌的形态及培养物观察

【目的要求】

（1）掌握：真菌的形态结构特点，真菌的不染色标本检查法及乳酸酚棉蓝染色检查法。

（2）熟悉：真菌的小培养方法，真菌菌落特征。

【基本原理】　医学真菌学检查是诊断真菌病的重要依据，特别是系统性真菌感染，其早期特异的诊断方法是挽救患者生命的关键。因此，在真菌的实验室检查中，必须熟练掌握各类真菌的形态特征及培养方法。

【主要材料与设备】

（1）菌种：白假丝酵母菌、新生隐球菌、毛霉菌（或空气中的多细胞真菌）沙氏斜面培养物。

（2）培养基：血平板、沙氏培养基。

（3）试剂：革兰染色液、乳酸酚棉蓝染色液、优质墨汁。

（4）设备：恒温培养箱、普通光学显微镜。

（5）其他：酒精灯、接种环、接种针、载玻片、生理盐水、香柏油、二甲苯、擦镜纸、标记笔。

【方法】

1. 不染色标本直接检查　滴加 1 滴生理盐水于载玻片中央，用接种环挑取沙氏斜面上的多细胞真菌混于盐水中，盖上盖玻片，置于显微镜下观察。

2. 乳酸酚棉蓝染色　取洁净载玻片 1 片，滴加 1 滴乳酸酚棉蓝染色液，将被检标本混匀于染色液中，加上盖玻片，室温静置 5～10min 后镜检。

3. 墨汁负染色　取 1 滴优质墨汁置于载玻片上与新生隐球菌混匀，盖上盖玻片置于显微镜下观察。

4. 真菌培养

（1）大培养法：将多细胞真菌接种于沙氏培养基上，置 25～28℃ 条件下培养数日至数周，观察菌落特征。白假丝酵母菌和新生隐球菌接种于血平板或沙氏培养基上在 37℃ 条件下培养。

（2）小培养法：该法是观察真菌结构特征及生长发育全过程的有效方法。小培养方法有多种，本文介绍玻片培养法。①取无菌 "V" 形玻璃棒放入无菌平皿内；②取无菌载玻片放在玻璃棒上；③于载玻片上制备 1cm×1cm 的沙氏培养基；④于琼脂块的每一侧用接种针接种待检菌；⑤取烧灼后的盖玻片盖在琼脂块上，平皿内放少许无菌蒸馏水，加盖，于 25～28℃ 条件下孵育（白假丝酵母菌培养 24～48h，而皮肤癣真菌培养 1～7 天）；⑥培养后，弃琼脂块于消毒液中，滴加乳酸酚棉蓝染液于载玻片上，再将取下的盖玻片置于载玻片上染色镜检。

【结果】

1. 不染色标本直接检查　先用低倍镜检查有无真菌菌丝或孢子，再以高倍镜检查菌丝、孢子的特征。镜检时用稍弱的光线使视野稍暗为宜。低倍镜下，菌丝折光性较强、绿色纤维分枝丝状体；高倍镜下，可见菌丝分隔或不同的孢子形态。

2. 乳酸酚棉蓝染色　真菌被染成蓝色。

3. 墨汁负染色　新生隐球菌为圆形或卵圆形酵母细胞，有芽生孢子，细胞外有一层胶质样荚膜，一般厚度与菌体相等。菌体和荚膜不着色，透亮，背景为黑色。

4. 培养物观察　真菌的菌落从形态上可分为 3 类：酵母型菌落、类酵母型菌落及丝状菌落。

（1）酵母型菌落（观察新生隐球菌培养物）：是单细胞真菌的菌落，形态与一般细菌菌落相似，但较大些，是菌落表面光滑、湿润、柔软、边缘整齐的圆形菌落。

（2）类酵母型菌落（观察白假丝酵母菌培养物）：菌落与酵母型菌落相似，白色或乳黄色，有假菌丝伸入培养基内生长。

（3）丝状菌落（观察空气中的多细胞真菌）：菌落表面大多有气生菌丝，肉眼观察呈绒毛状、粉状、棉花样等，故称为丝状菌落。色泽多种多样，菌落底层有营养菌丝伸入培养基内生长。

【注意事项】

（1）盖盖玻片时尽量避免产生气泡。

（2）培养真菌的沙氏培养基琼脂块要小于载玻片。

4.2 病原微生物的其他检测方法

实验 45 血浆凝固酶试验

【目的要求】 掌握葡萄球菌血浆凝固酶试验的原理和方法。

【基本原理】 致病性葡萄球菌能产生血浆凝固酶，可使柠檬酸钠或肝素抗凝的人或动物血浆发生凝固。非致病性葡萄球菌不产生此酶，因而不能凝固血浆。此酶有两种存在形式，结合型凝固酶常采用玻片法检测，游离形式的血浆凝固酶采用试管法检测。

【主要材料与设备】

（1）菌种：待检葡萄球菌、金黄色葡萄球菌血琼脂平板培养物、表皮葡萄球菌（或其他凝固酶阴性葡萄球菌）培养物。

（2）兔血浆、生理盐水、载玻片、试管、吸管等。

（3）恒温水浴箱。

【方法】

（1）玻片法：取新鲜兔血浆和生理盐水各1滴分别滴于载玻片上，挑取待检葡萄球菌菌落少许，分别与生理盐水和血浆混合，立即观察结果。

（2）试管法：取3支试管，各加0.5ml 1∶4稀释的新鲜兔血浆，在其中1支试管中加3～5个待检菌菌落，充分研磨混匀，另2支试管中分别加凝固酶阳性菌株（金黄色葡萄球菌）和阴性菌株（表皮葡萄球菌）作对照，置37℃水浴中，每半小时观察一次，观察至4h。

【结果】

（1）玻片法：细菌在生理盐水中无自凝，菌液呈均匀浑浊状态，凝固酶试验为阴性；菌液聚集成团块或颗粒状，而生理盐水中无此现象为阳性。此法简便，但无试管法敏感、准确。

（2）试管法：首先观察阳性、阴性对照管，将试管倾斜时不流动呈胶冻状或试管中出现明显凝块者判为阳性；试管内血浆能流动，无凝固团块为阴性。然后再观察待测菌的试验结果。

【注意事项】

（1）不能用高盐琼脂上的菌落。

（2）玻片法检测血浆凝固酶时，细菌培养物在生理盐水中一定要均匀，加血浆后不要剧烈混搅，以免影响结果观察。

（3）血浆必须无菌，最好用EDTA抗凝的兔血浆。

实验 46 抗链球菌溶血素 "O" 试验 (乳胶凝集法)

【目的要求】

(1) 掌握抗链球菌溶血素 "O" 试验的原理及临床意义。

(2) 熟悉抗链球菌溶血素 "O" 试验的方法。

【基本原理】 链球菌溶血素 "O" (streptolysin "O", SLO) 是 A 群链球菌产生的一种毒性蛋白质,能溶解兔或人的红细胞,并能刺激机体产生相应抗 "O" 抗体 (anti-streptolysin "O", ASO),此种抗体能中和 SLO。ASO 高滴度的患者血清被适量的溶血素 "O" 中和后,失去了正常水平量的抗体,未被中和掉的 ASO 与 ASO 乳胶试剂反应,出现清晰、均匀的凝集颗粒 (ASO 乳胶试剂系羧化聚苯乙烯胶乳与溶血素 "O" 共价交联的产物);如抗体全部被中和掉,则不出现凝集现象,为阴性。

【主要材料与设备】

(1) 待检血清。

(2) 链球菌溶血素 "O" 乳胶凝集法检测试剂盒。

(3) 水浴箱。

(4) 生理盐水、小试管、吸管。

【方法】

(1) 将待检血清在 56℃ 条件下 30min 灭活,然后用生理盐水按 1∶15 稀释。

(2) 在反应板各孔内分别滴加稀释血清、阳性和阴性对照血清各 1 滴 (50μl),再于各孔内滴加 1 滴溶血素 "O" 溶液,轻摇 1min 混匀,最后在各孔内分别滴加 1 滴 ASO 乳胶试剂,轻摇 3min (18~20℃) 后观察结果。

【结果】 结果判断、解释和报告:出现清晰凝集为阳性,不凝集为阴性 (ASO≤250U/ml)。

【注意事项】

(1) 加入 ASO 乳胶试剂后,轻摇至本说明规定的时间应立即记录结果,超过规定时间才出现的凝集不作为阳性。

(2) 如标本为高脂、高胆红素、高胆固醇血液,含有类风湿因子或发生溶血以及标本被细菌污染都会影响试验结果。

(3) 乳胶试剂不可冻存,宜放入 4℃ 冰箱中保存,用前摇匀。室温低于 10℃,在乳胶试剂加入后应延长反应时间 1min,室温升高 10℃,应缩短反应时间 1min。

实验 47 肥达反应

【目的要求】

(1) 掌握肥达反应的原理及临床意义。

(2) 熟悉肥达反应的操作方法。

【基本原理】 用已知伤寒沙门菌 "O"、"H" 抗原,甲、乙型副伤寒沙门菌的 "H" 抗原 (PA、PB) 与肠热症患者血清做定量试管凝集试验,以出现 "2+" 凝集的最高血清稀释度为效价。测定相应抗体含量,用以辅助诊断肠热症。

【主要材料与设备】

(1) 待检血清。

(2) 伤寒沙门菌 "O" 抗原、伤寒沙门菌 "H" 抗原。

（3）甲型副伤寒沙门菌"H"抗原、乙型副伤寒沙门菌"H"抗原。

（4）生理盐水、小试管、中试管、吸管。

【方法】

（1）准备4排小试管，每排7支并标记，另取中号试管1支。

（2）稀释血清：在中试管内加生理盐水3.8ml及待检血清0.2ml，混匀，即为1：20稀释，总量为4ml。然后取出2ml按每管0.5ml分别放入各排小试管中的第1支试管中。再于上述中号试管内加生理盐水2ml混匀，此血清即为1：40稀释，吸取此稀释度血清2ml，按每管0.5ml分别加到各排小试管中的第2支试管中，以此类推连续稀释到各排小试管第6支试管为止，第7支小试管只加入0.5ml生理盐水做阴性对照。

（3）加入菌液

第1排各管加入伤寒沙门菌"O"抗原0.5ml。

第2排各管加入伤寒沙门菌"H"抗原0.5ml。

第3排各管加入甲型副伤寒沙门菌"H"抗原0.5ml。

第4排各管加入乙型副伤寒沙门菌"H"抗原0.5ml。

以上各管血清的最终稀释度分别是1：40、1：80、1：160、1：320、1：640、1：1280，总量均为1.0ml（表2-6）。

表2-6 肥达反应方法

| | 试验管（每管0.5ml稀释血清） | | | | | | 对照管 |
	1：20	1：40	1：80	1：160	1：320	1：640	生理盐水（ml）
O抗原	0.5	0.5	0.5	0.5	0.5	0.5	0.5
H抗原	0.5	0.5	0.5	0.5	0.5	0.5	0.5
PA抗原	0.5	0.5	0.5	0.5	0.5	0.5	0.5
PB抗原	0.5	0.5	0.5	0.5	0.5	0.5	0.5
血清最终稀释	1：40	1：80	1：160	1：320	1：640	1：1280	—

（4）振荡混匀，置37℃水浴箱中2～4h，取出置室温或放冰箱中过夜，次日观察并记录结果。

【结果】 先观察对照管，正确结果应无凝集反应，再分别与对照管比较观察各试管凝集情况。根据液体透明度和凝集块多少，以4＋、3＋、2＋、＋、－符号记录。

4＋：上清液完全澄清，细菌凝集块全部沉于管底。

3＋：上清液澄清度达75%，大部分细菌凝集成块沉于管底。

2＋：上清液澄清度达50%，约50%细菌凝集成块沉于管底。

＋：上清液体浑浊，管底仅有少部分细菌凝集成块，上清液澄清度仅有25%。

－：液体均匀浑浊，无凝集块。

以呈现2＋凝集现象的血清最高稀释倍数作为该血清的凝集效价。一般认为，伤寒沙门菌"O"抗体凝集效价在1：80以上，"H"抗体在1：160以上，甲、乙、丙型副伤寒沙门菌凝集效价在1：80以上才有诊断意义。

【注意事项】

（1）加入诊断菌液时，由对照管开始往前，每管各加0.5ml。

（2）观察结果时不要振荡试管，先观察，必要时再轻摇试管使凝集块从管底升起，最后按液体的清浊、凝集块的大小进行记录，对照管（不凝集）与试验管同时对着光线往暗处看液体透明度和凝集块。

（3）"H"凝集块呈絮状，以疏松之大团铺于管底，轻摇试管即能荡起，而且极易散开。

（4）"O"凝集块呈颗粒状，以坚实凝片沉于管底，轻摇不易荡起，且不易散开。

实验 48　结核分枝杆菌抗酸染色法

【目的要求】

（1）掌握抗酸染色方法、结果判断。

（2）熟悉抗酸染色原理。

【基本原理】　结核分枝杆菌菌体脂质成分中含有的分枝菌酸具有抗酸性，经加热处理被石炭酸复红着色后，能够抵抗 3％盐酸酒精的脱色作用，因此抗酸菌染成复红的颜色。非抗酸菌脱色后被碱性亚甲蓝染成蓝色。抗酸染色法在临床上是鉴别结核分枝杆菌的重要方法之一。

【主要材料与设备】

（1）混有抗酸阴性菌的卡介苗。

（2）抗酸染色液：石炭酸复红、3％盐酸酒精、碱性亚甲蓝。

（3）载玻片、生理盐水、接种环、酒精灯等。

【方法】

1. 涂片、固定　用接种环将标本涂成直径约 1cm² 大小（涂片均匀、厚薄适宜），自然干燥后火焰固定。

2. 染色

（1）初染：在已固定的标本涂片上滴加石炭酸复红后，将标本片放在火焰高处徐徐加温，当玻片上液体出现蒸汽则离开火焰（切忌煮沸），待玻片稍冷却后补充染液（以防止干燥或玻片断裂），如此维持 3～5min，待玻片冷却后用水冲洗，甩干。

（2）脱色：在涂片上滴加 3％盐酸酒精脱色液，轻轻晃动玻片脱色 30～60s，脱至涂片无可视红色为止，一般 1～3min，水洗，甩干。

（3）复染：滴加数滴碱性亚甲蓝液于涂片上作用 1min 后水洗，甩干。待自然干燥后用油镜检查。

【结果】　结核分枝杆菌染成红色，菌体细长，有时弯曲，呈分枝状，有时着色不均，呈颗粒状。非抗酸菌及标本中其他细胞均染成蓝色。

【注意事项】

（1）石炭酸复红加温染色时切勿使染色液沸腾，且应始终保持涂片被染色液覆盖，为防止将染液烘干，应及时添加染液。

（2）脱色应彻底，避免造成假阳性结果。

实验 49　病毒鸡胚培养法

【目的要求】

（1）掌握常用的鸡胚接种途径。

（2）熟悉常用鸡胚分离培养的病毒种类。

【基本原理】　鸡胚培养为常用的病毒培养方法之一，鸡胚接种具有操作简便、来源容易、价廉、易于消毒管理、组织分化程度低、对接种病毒不产生抗体及病毒易增殖等优点。一般选用 9～14 天鸡胚。根据病毒种类不同，可选用不同接种部位，主要有羊膜腔接种、尿囊腔接种、卵黄囊接种及绒毛尿囊膜接种。

【主要材料与设备】

（1）来亨鸡受精卵、卵架、检卵灯。

（2）碘酒、酒精消毒棉球。

（3）灭菌的手术刀、镊子、剪刀。

（4）1ml 注射器及针头。

（5）病毒液。

（6）石蜡、透明胶纸。

【方法】

1. 鸡胚的准备　选择表面光泽干净、白色蛋壳（来亨鸡）的受精卵，置 38～39℃ 孵卵器内孵育，相对湿度 40%～70%，每日翻动鸡胚 1 次。第 4 天起，用检卵灯观察鸡胚发育情况，淘汰未受精卵，受精卵可看出清晰的血管和鸡胚的暗影，随着转动鸡胚可见胚影活动。随后每天观察 1 次，若出现胚动呆滞、胚影固定于卵壳或血管昏暗模糊者，表明鸡胚濒死或已死亡，需随时淘汰。生长良好的鸡胚一直孵育到适当的胚龄。

2. 接种方法

（1）尿囊腔接种法

1）取 9～11 日龄鸡胚，在检卵灯下面画出气室界限，于胚胎面与气室交界的边缘上约 1mm 处或在胚胎的对侧处，避开血管做一标记，作为注射点。

2）用碘酒、酒精消毒后，用无菌刀尖在记号处打一小孔。

3）用无菌注射器吸取流行性感冒病毒悬液，从小孔处刺入 5mm，注入病毒液 0.1～0.2ml。

4）用透明胶带封闭注射孔，蜡笔标记号码及日期，放卵架上置 33～35℃ 孵箱中孵育，每日检视鸡胚的死活，如果鸡胚在接种后 24h 内死亡者为非特异性死亡，弃之。

5）孵育 48～72h 取出，放 4℃ 冰箱过夜。

6）次日取出鸡胚，消毒气室部位卵壳，用无菌剪刀沿气室线上缘剪去卵壳，用无菌镊撕去卵膜。

7）用无菌毛细吸管吸取尿囊液，收集于无菌试管内。用血凝试验检测有无病毒。

（2）卵黄囊接种法

1）取 6～8 日龄鸡胚，于检卵灯下面画出气室及胚胎位置，垂直放于蛋架上，气室端向上。

2）碘酒、酒精消毒卵顶部气室中央，用无菌刀尖锥一小孔。

3）用装有 12 号长针头的 1ml 注射器吸取乙型脑炎病毒液，自小孔刺入，对准胚胎对侧，垂直接种于卵黄囊内，深度为 35mm 左右，注入病毒液 0.2～0.5ml，退出注射器。

4）透明胶带封口，置 37℃ 下孵育，每天检视并翻动 2 次。

5）取孵育 24h 以上濒死的鸡胚，采用无菌技术于气室端开窗，用镊子提起卵黄囊蒂，挤出卵黄囊液，用无菌生理盐水洗去卵黄囊上的卵黄囊液后，将囊置于无菌平皿内，低温保存、备用。

（3）绒毛尿囊膜接种法

1）取 12 日龄鸡胚，于检卵灯下标记胚胎位置及大血管处。

2）用碘酒、酒精消毒附近无大血管走行的卵壳处，用小锯片在其上锯一三角形窗，同时用无菌刀尖在气室顶部锥一小孔。

3）用针头挑去三角形窗之卵壳，勿伤卵壳膜，滴加灭菌生理盐水 1 滴于壳膜上。

4）用橡皮吸帽从气室小孔吸气，可见盐水被吸下，绒毛尿囊膜下沉，去壳膜后可见壳膜与尿囊膜之间形成人工气室。

5）用注射器吸取 0.2～0.5ml 2 型单纯疱疹病毒液滴于绒毛尿囊膜上，用透明胶带封口。置孵箱 37℃ 孵育 4～5 天后收获。

6）剪开气室，若接种效果成功，可在绒毛尿囊膜上见到明显疹斑，用无菌剪刀剪下此膜，置于无菌平皿内，低温保存、备用。

（4）羊膜腔接种法

1）取 12 日龄鸡胚，在检卵灯下画出气室及胚胎位置。

2）用碘酒、酒精消毒气室部卵壳，在气室顶开方形窗，选择无大血管处，用无菌镊子快速刺破绒毛尿囊膜进入尿囊后，再夹起羊膜，轻轻地从绒毛尿囊破裂处拉出，以 1ml 注射器刺破羊膜，注入病毒液 0.1～0.2ml。

3）用镊子将羊膜轻轻送回原位，用透明胶带封闭气室端开窗，置孵箱于 37℃ 条件下孵育 3～5 天。

4）收获时，先消毒气室部，剪去壳膜及绒毛尿囊膜，吸弃尿囊液，夹起羊膜，用钢头毛细吸管刺入羊膜腔内吸取羊水，收集于无菌小瓶内冷藏、备用。

【注意事项】

（1）鸡胚为活的有机体，因此要严格无菌操作，同时动作要标准，以免造成物理死亡。

（2）接种后 24 小时内死亡的鸡胚，系接种时鸡胚受损或其他原因死亡，应弃去。

实验 50　流感病毒的红细胞凝集试验

【目的要求】　掌握红细胞凝集试验的原理、方法和结果判断。

【基本原理】　流行性感冒病毒（简称流感病毒）表面的血凝素能与人、鸡、豚鼠等的红细胞表面的糖蛋白受体结合，引起红细胞凝集。将一定浓度的鸡红细胞加到待检的鸡胚尿囊液中，如出现红细胞凝集现象，即表示有病毒的存在，这种试验被称为红细胞凝集试验，简称血凝试验。

【主要材料与设备】

（1）收获鸡胚接种的尿囊液。

（2）0.5% 鸡红细胞生理盐水悬液。

（3）生理盐水、吸管、试管、试管架。

【方法】

（1）取 10 支小试管在试管架上排成 1 排，做好标记。

（2）用 1ml 吸管取 0.9ml 生理盐水加到第 1 支管中，第 2～10 支管各加 0.5ml 生理盐水。

（3）取收获的尿囊液 0.1ml 加入第 1 支管中，吹吸数次混匀后取出 0.5ml，加入第 2 支管中。将第 2 管混匀后取出 0.5ml 移入第 3 管。然后以此类推直至第 9 支管，将第 9 支管多余的 0.5ml 吸出弃去。第 1～9 管的尿囊液稀释度依次为 1：10、1：20、1：40、1：80、1：160、1：320、1：640、1：1280、1：2560。第 10 孔为盐水对照。各孔液量均为 0.5ml（表 2-7）。

（4）各管依次加入 0.5% 鸡红细胞悬液 0.5ml，在振荡器上振荡，室温下静置 30～60min 后观察并记录结果。

表 2-7　流感病毒的血细胞凝集试验

试管	1	2	3	4	5	6	7	8	9	10
生理盐水（ml）	0.9	0.5	0.5	0.5	0.5	0.5	0.5	0.5	0.5	0.5
病毒液（ml）	0.1	0.5	0.5	0.5	0.5	0.5	0.5	0.5	0.5	弃去 0.5　—
病毒稀释倍数	1：10	1：20	1：40	1：80	1：160	1：320	1：640	1：1280	1：2560	
0.5% 鸡红细胞	各管加 0.5ml									
	摇匀，室温静置 30～60min									

【结果】

(1) 首先观察对照管，红细胞应无凝集。

(2) 观察实验管，各管出现的红细胞凝集程度以 4＋、3＋、2＋、＋、±、－表示，判断标准如下：

4＋：全部红细胞凝集，凝集的红细胞铺满管底，边缘不整齐。

3＋：大部分红细胞凝集，在管底铺成薄膜状，但尚有少数红细胞不凝，在管底中心形成小红点。

2＋：约有半数红细胞凝集，在管底铺成薄膜，面积较小，不凝集的红细胞在管底中心聚成小圆点。

＋：只有少数红细胞凝集，不凝集的红细胞在管底中心聚成小圆盘状，凝集的红细胞在此小圆盘周围。

±：介于"＋"和"－"之间难以判定者。

－：不凝集，红细胞沉于管底，成一致密圆盘，边缘整齐。

凝集效价：能使红细胞呈 2＋凝集的病毒的最高稀释倍数为凝集效价，又称之为 1 个单位血凝抗原，它客观地反映了尿囊液中病毒的含量。如上述第 5 管为 2＋，则该病毒悬液效价为 1∶160，即病毒液稀释至 1∶160 时，每 0.5ml 中含有 1 个血凝单位，若配 4 个血凝单位，病毒液应稀释成 1∶40。

【注意事项】

(1) 如检材中含有较大量蛋白类物质时（常出现在前数管），凝集血细胞可迅速自管底四周向中央滑下，外形改变，影响判读，但稀释后这种现象可消失。

(2) 若终点不是 2＋，而是相邻两管出现"4＋、＋"或"3＋、±"，可于两管间判读结果。如 1∶320 为 3＋，而 1∶640 为＋，则判读为 1∶480（1 个血凝单位）。

(3) 本实验亦可在 96 孔板或血凝板内进行。

附 13　粪便标本中肠道杆菌的分离鉴定

【目的要求】　掌握粪便标本肠道杆菌分离鉴定的原理和方法。通过对粪便中肠道杆菌的分离和鉴定，使学生了解微生物学常用的实验方法和技术，培养学生综合运用知识来分析问题、解决问题的能力。检验程序见图 2-1：

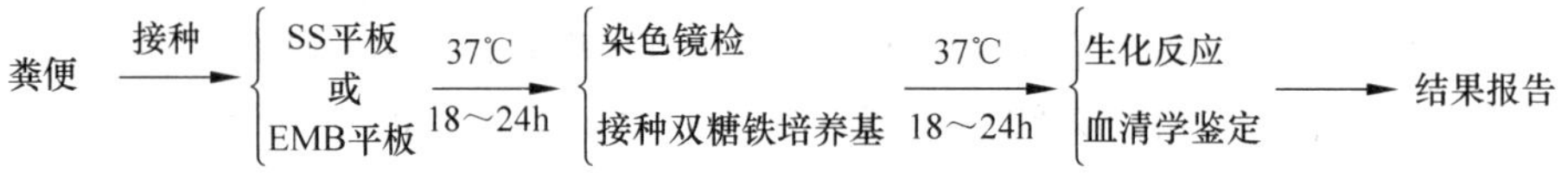

图 2-1　检验程序

【基本原理】　人的肠道中栖居着大量不致病的细菌，但侵入或定植于肠道引起疾病的病原生物种类较多，包括肠道杆菌科、分枝杆菌、真菌和多种病毒等。大多数肠道杆菌属于正常菌群，当机体免疫力降低或侵入肠道外组织时致病；但伤寒沙门菌、志贺菌和致病性大肠埃希菌可导致肠道传染病。肠杆菌科致病可导致伤寒、副伤寒，食物中毒，细菌性痢疾和其他感染。粪便是肠杆菌科感染临床检验的最常见标本，肠道杆菌是一群革兰阴性杆菌，形态和染色无法区分病原菌与肠道中正常菌群，通常根据各菌在鉴别或选择培养基上的菌落特点及生化反应结果等进行初步鉴定，而后再据各类菌的抗原特异性用血清学试验给予鉴定。

肠道杆菌的分离培养

【实验材料】　新鲜粪便标本、SS 琼脂平板、EMB 平板。

【方法】　按上述检验程序进行第一日的检验步骤，即用接种环挑取新鲜粪便标本，分区划线接种于 EMB 或 SS 平板上，37℃条件下培养 24h。

【结果】　观察平板上菌落，依据其大小、颜色、透明度等特点，初步识别可疑病原菌菌落，进行鉴定。在 SS 琼脂平板上的 2～3 区可看见散在的沿划线分布的大小不同、两种颜色的菌落。一种是较大的红色菌落，另一种是较小的半透明的淡黄色或无色的菌落。前者是肠道非致病菌，后者是肠道致病菌。在 EMB 平板上非致病菌菌落较大、紫黑色、有金属光泽、不透明，而可疑菌落略小、半透明（表 2-8）。

表 2-8　5 种肠道杆菌在 SS 琼脂平板上的菌落特征

菌种培养基	大肠埃希菌	变形杆菌	伤寒沙门菌	乙型副伤寒沙门菌	痢疾志贺菌
SS 平板	菌落红色或呈红色中心，不透明，直径 2～3mm	菌落无色半透明，黑心，直径 2mm 左右，或呈膜状生长	菌落无色，半透明，直径 2mm 左右	同伤寒沙门菌菌落，菌落可带黑心	伤寒沙门菌在 SS 上菌落可带黑心，痢疾志贺菌无此现象，故两者在 SS 平板上生长现象不同
EMB 平板	菌落扁平，紫黑色，具有金属光泽	圆形菌落，扁平，无色或半透明，似沙门菌	小至中等透明或半透明，不发酵乳糖	同伤寒沙门菌菌落	无色或半透明，光滑不发酵乳糖，中等大小

肠道杆菌的初步鉴定

形态学鉴定（染色法）

【实验材料】　肠道杆菌培养物、革兰染色液、显微镜油镜、滤纸、载玻片、酒精灯、接种环。

【方法】　行革兰染色方法。注意肠道杆菌形态、排列、染色特点。

【结果】　致病菌为革兰染色呈阴性（红色），中等大小的杆菌。

接种双糖铁培养基

【基本原理】　克氏双糖铁培养基中含有葡萄糖、乳糖、硫酸亚铁及酚红指示剂等成分。细菌分解葡萄糖产酸时，培养基中的酚红指示剂使培养基的下层由红变黄，斜面培养基中虽然也含有葡萄糖但量小，且分解产生的酸为挥发性酸并且可被氧化，所以只发酵葡萄糖的细菌斜面仍为红色；产酸并产气时，培养基中有气泡或裂隙出现。培养基中乳糖含量大，被分解后产酸多，因此不仅培养基下层变黄，而且斜面处也由红变黄，基于上述现象，通常将培养基的斜面部分代表乳糖，下层部分代表葡萄糖。培养基中含有硫酸亚铁，如有硫化氢产生，则生成黑色硫化亚铁，使培养基中出现黑色。硫代硫酸钠是一种还原剂，防止培养基中氧化物与 H_2S 作用而影响 FeS 的生成。

【实验材料】　双糖铁培养基，SS、EMB 平板培养物。

【方法】　结合半固体接种法和斜面接种法接种。

（1）用接种针以无菌操作技术挑取标本，立即垂直插入培养基中心至接近管底处，再循原路退出到斜面上；

（2）接种针自斜面最低处向上画一直线（要求通过试管培养基的中心点），然后再从斜面低处向上轻轻来回作蜿蜒画线；

（3）接种完毕，盖好试管塞。贴上标签纸，在 37℃ 条件下培养 18～24h，取出后观察结果并分析。

【结果】 肠道杆菌在双糖铁培养基上的生长现象及生化反应观察结果见表 2-9。

表 2-9 肠道杆菌在双糖铁培养基上的生长观察

斜面		高层		初步鉴定
乳糖	H$_2$S	葡萄糖	动力	
⊕	−	⊕	+	大肠埃希菌
−	+	⊕	+	乙型副伤寒沙门菌
−	−	+	−	志贺菌

注：⊕为产酸产气；+为产酸不产气；−为不分解糖

肠道杆菌的生化鉴定（IMViC 试验）

IMViC 包括吲哚（靛基质）试验、甲基红试验、V-P 试验、柠檬酸盐利用试验。

吲哚（靛基质）试验

【实验材料】 大肠埃希菌、产气肠杆菌培养物，蛋白胨水培养基，欧立希（Ehrlich）试剂（对二甲基氨基苯甲醛）。

【方法】

（1）分别接种大肠埃希菌、产气肠杆菌于 2 支蛋白胨水培养基中。

（2）在 37℃ 条件下孵育 48h 后取出，每管加 2～3 滴（0.5～1ml）欧立希（Ehrlich）试剂于液面上，静置 1～2min 后观察结果。

【结果】 在接触面出现玫瑰红色（环状）者为阳性，仍呈黄色者为阴性。

甲基红试验

【实验材料】 大肠埃希菌、产气杆菌培养物，葡萄糖蛋白胨水培养基，甲基红试剂。

【方法】

（1）分别接种大肠埃希菌和产气杆菌于 2 支葡萄糖蛋白胨水培养基中。

（2）在 37℃ 条件下孵育 2～3 天后取出，分别滴加甲基红试剂 2～3 滴，混匀，可立即观察结果。

【结果】 出现红色者为阳性，呈橘黄色者为阴性。

V-P 试验

【实验材料】 大肠埃希菌、产气杆菌培养物，葡萄糖蛋白胨水培养基，V-P 试剂［40％氢氧化钾水溶液（内含 0.3％肌酸）和 6％α-萘酚酒精溶液］。

【方法】

（1）分别接种大肠埃希菌和产气杆菌于 2 支 2ml 葡萄糖蛋白胨水培养基中。

（2）在 37℃ 条件下孵育 48h 后分别加入 KOH 和 α-萘酚溶液各 1ml，摇匀，在 37℃ 条件下静置 15～30min（或振荡 10min）。

【结果】 培养液变为红色者，为阳性反应；不变色者为阴性反应。

柠檬酸盐利用试验

【实验材料】 柠檬酸盐斜面培养基，大肠埃希菌、产气杆菌培养物。

【方法】

（1）分别将大肠埃希菌、产气杆菌接种于 2 支柠檬酸盐培养基。

（2）置 37℃ 条件下培养 24h 后观察结果。

【结果】 有菌苔出现，培养基颜色变为深蓝色者，柠檬酸盐利用试验阳性；细菌不生长，培养基颜色不变者，为柠檬酸盐利用试验阴性。

　　【注意事项】　接种时注意无菌操作。

肠道杆菌的血清学鉴定

　　【基本原理】　将已知细菌抗体与待测细菌混合，如果抗原与抗体相对应，则引起细菌凝集，反之则不凝集，根据其凝集现象可判断细菌种类。

　　【实验材料】　细菌培养物、多价诊断血清、生理盐水、载玻片等。

　　【方法】　根据初步鉴定结果，选用相应诊断血清做载玻片凝集试验。用接种环自双糖铁培养基上挑取少许菌苔，分别磨匀于生理盐水与相应诊断血清中，摇动载玻片 1～2min，观察结果。

　　【结果】　液体成均匀浑浊乳白状为凝集反应"－"。液体中有细菌凝集块出现为凝集反应"＋"。

　　【注意事项】　细菌培养物与生理盐水及诊断血清充分混匀。

第 3 部分

药物微生物学检查

实验 51　注射药物的无菌检查

【目的要求】

（1）掌握注射药物无菌检验的项目基本原理。

（2）熟悉注射药物无菌检验的方法。

【基本原理】　无菌检查项目包括需氧菌、厌氧菌和真菌的检查，各种注射用药均应为无菌制剂。无菌检验的基本原则是采用严格的无菌操作方法，取一定量待检药物接种于适合不同微生物生长的培养基中，于合适的条件下，培养一定时间后观察有无微生物生长，以判断待检物是否为无菌制剂。

【实验材料】

（1）待检注射液：丹参注射液。

（2）培养基：硫乙醇酸盐液体培养基（用于厌氧菌、需氧菌培养）、改良马丁培养基（用于真菌培养）。

（3）标准菌株：金黄色葡萄球菌［CMCC（B）26 003］、生孢梭菌［CMCC（B）64 941］、白色念珠菌［CMCC（F）98 001］。

（4）无菌刻度吸管、无菌试管、恒温培养箱、厌氧培养罐。

【方法】

（1）标准菌菌液制备：接种金黄色葡萄球菌至硫乙醇酸盐液体培养基中并置于恒温培养箱、接种生孢梭菌至硫乙醇酸盐液体培养基中并置于厌氧培养罐，在 30～35℃条件下培养 18～24h；接种白色念珠菌的新鲜培养物至改良马丁培养基中，在 23～28℃条件下培养 24～48h，上述培养物用 0.9% 无菌氯化钠溶液制成每 1ml 含菌数小于 100 CFU（菌落形成单位）的菌悬液。

（2）取待检注射液：用碘酒、乙醇消毒安瓿上部，再用消毒砂轮轻挫安瓿颈部后用无菌镊子敲断安瓿颈部。

（3）试验管：取无菌硫乙醇酸盐液体培养基管 2 支、改良马丁培养基管 1 支（每管培养基为 15ml）。以无菌操作方法每管分别加入 0.5ml 待检注射液。

（4）阳性对照管：用无菌吸管吸取小于 100CFU 的金黄色葡萄球菌、生孢梭菌和白色念珠菌菌液，分别接种于含待检药品的相应需氧菌、厌氧菌和真菌培养管中，每种培养管 1 支，作为阳性对照。

（5）阴性对照管：另用未加待检药品和阳性对照菌液的硫乙醇酸盐培养基管 2 支和改良马丁培养管 1 支，作为阴性对照管。

（6）需氧菌、厌氧菌培养管置于 30～35℃条件下，真菌置于 23～28℃条件下培养，培养 3～5d。

【结果】　在规定的时间内逐日观察有无微生物生长，如在规定时间内无微生物生长就可判定注射药物的无菌检查结果。

阴性对照：各管培养基应澄清。

阳性对照：各管应浑浊。

实验 52　口服药物的微生物学检查

【目的要求】

（1）掌握口服药物的检验项目。

（2）熟悉口服药物检验的方法和结果的判断。

【基本原理】　口服药物的微生物学检查项目包括细菌总数、真菌总数、大肠埃希菌和活螨的检测。采用平板菌落计数法测定细胞总数、真菌总数，检查药物是否符合微生物限度标准。口服药品中不得检出大肠埃希菌和活螨。

细菌总数检测

【药品的预处理】

（1）固体样品：称取一定量待检药品（10g），置无菌研钵中，加入无菌生理盐水研磨，制成匀浆。然后移入烧瓶内加足量生理盐水，使其浓度成为 1：10 的均匀悬液，再取样检查。

（2）液体样品：量取一定量待检药品，加入生理盐水中，混匀后成为 1：10 的混合液后取样检查。

（3）软膏、乳膏或油制剂：称取一定量待检药品 2.5g，置于无菌研钵中，加入无菌液状石蜡 10ml 充分研磨均匀，再加入 Tween-80 10ml 研磨，最后逐滴加入无菌生理盐水，边研磨边滴入，直至总量成为 1：20 的乳剂待检液。

（4）含防腐剂或抑菌成分的药物：首先待检药品需经培养基稀释法、薄膜过滤法或离心沉淀集菌法之一处理后，再取样检验。

【实验材料】

（1）待检中成药：保和丸。

（2）普通琼脂培养基及必需的器械和试剂。

【方法】

（1）按前述方法将待检中药丸制成 1：10 的悬液。

（2）用 1ml 吸管吸取 1：10 药液 1ml 加入装有 9ml 的无菌生理盐水的试管内，得到 1：100 的稀释药液。依次在一排试管内做 10 倍递增稀释，得到 10^{-1}、10^{-2}、10^{-3}、10^{-4} 等不同浓度的稀释液。

（3）选择适宜的几个浓度进行测定。用 1ml 无菌吸管分别吸取所选定的各种稀释液加入到直径 9cm 的无菌平皿中，每种浓度做 2 个平板，每个平板中加入 1ml 的稀释药液。将溶化并冷却到 45℃的琼脂培养基 15ml 倒入平皿中，并立即转动平板使药液和培养基充分混匀。冷却后的平板，将其翻转，置 30～35℃温箱中培养 3d，取出后计算每一平板中生长的菌落数，并求得每一稀释度的 2 个平板的菌落均数。

【结果】　细菌总数报告：选取平均菌落数小于 300 的稀释级，作为菌数报告（取两位有效数字）的依据。以最高的平均菌落数乘以稀释倍数的值报告每克或每毫升检测药品中的细菌总数。如各稀释级的平板均无菌落生长，或仅最低稀释级的平板有菌落生长，但平均菌落数小于 1 时，以<1 乘以最低稀释倍数的值报告菌数。

真菌总数检测

【实验材料】

（1）待检中成药：保和丸。

（2）马丁培养基及其他必要的器械、物品。

【方法】

（1）按与细菌总数测定相同的方法取样做连续 10 倍递增稀释。得到 10^{-1}、10^{-2}、10^{-3}、10^{-4} 等浓度稀释液。

（2）取适宜稀释度的稀释液各 1ml，分别加入无菌平皿中，每个稀释度各做 2 个平板。

（3）将 15ml 溶化并冷却到 45℃的内含虎红的马丁培养基倒入平皿中，充分混匀、凝固。

（4）将平皿倒置，置 23～28℃条件下培养 5d。计算平板内染成粉红色的真菌菌落均值（如有根霉或毛霉生长，因其能够蔓延生长而掩盖了其他菌落，应及时取出计数以免影响结果）。

【结果】 真菌总数报告：选取平均菌落数小于100的稀释级作为菌数报告（取两位有效数字）的依据。以最高的平均菌落数乘以稀释倍数的值报告每克或每毫升检测药品中的真菌总数。如各稀释级的平板均无菌落生长，或仅最低稀释级的平板有菌落生长，但平均菌落数小于1时，以<1乘以最低稀释倍数的值报告菌数。

大肠埃希菌的检测

【实验材料】

（1）待检药品：保和丸。

（2）各种培养基和其他必需的器械、物品。

（3）标准菌株：大肠埃希菌［CMCC（B）44 102］。

【方法】

1. 形态学方法检测

（1）取1∶10稀释的待检药品稀释液10ml接种于100ml胆盐乳糖增菌液中，置37℃恒温中孵育18～24h进行增菌。

（2）将增菌培养液划线接种到伊红亚甲蓝琼脂平板培养基上，置37℃温箱中培养18～24h。

（3）根据大肠埃希菌在伊红亚甲蓝琼脂平板上形成紫黑色带金属光泽菌落的特点，挑取可疑的菌落，分别做斜面纯培养和革兰染色。

（4）若显微镜油镜检查出革兰阴性短杆菌的存在，应再做生化反应，与产气杆菌进行鉴别。

2. 生化反应

（1）乳糖发酵试验：挑取纯培养细菌转种于乳糖发酵管中，置37℃温箱中培养24h，观察是否产酸、产气。

（2）IMViC试验

1）吲哚试验：将纯培养细菌转种于蛋白胨水培养基中，同时将产气杆菌接种于另一蛋白胨培养基，作为阴性对照，37℃条件下培养24～48h。取出后每管滴加柯氏试剂0.5ml，静止片刻，观察有无颜色改变。大肠埃希菌能够分解色氨酸产生吲哚，加入对二甲基氨基苯甲醛后形成红色的玫瑰吲哚，则为阳性反应；产气杆菌不产生吲哚，添加试剂后无颜色变化，为阴性反应。

2）甲基红试验：取纯培养细菌和产气杆菌分别接种于葡萄糖蛋白胨水培养基中，置37℃条件下培养24～48h。取出后滴加甲基红试剂数滴。大肠埃希菌分解葡萄糖产酸较多，培养基的pH值在4.5以下，加入甲基红试剂后呈红色反应，为阳性。产气杆菌分解葡萄糖产生的是乙酰甲基甲醇，酸类较少，培养基内pH较高，加入甲基红试剂后呈黄色反应，为阴性。

3）V-P试验：取纯培养的细菌和产气杆菌分别接种于葡萄糖蛋白胨水培养基中，经37℃条件下培养24～48h，滴加数滴培氏试剂。大肠埃希菌不产生乙酰甲基甲醇，加入培氏试剂后无颜色反应，为V-P试验阴性；产气杆菌产生的乙酰甲基甲醇能氧化成二乙酰，并和培养基中的精氨酸的胍类衍生物生成红色化合物。加入培氏试剂后呈红色为阳性。V-P试验时，加入试剂后应于15min内出现颜色反应，如果不明显可延长到4h。

4）柠檬酸盐利用试验：将上述两种细菌转种于柠檬酸盐琼脂斜面培养基，37℃条件下培养24h，观察结果。大肠埃希菌不能利用柠檬酸盐作碳源，故不生长，培养基仍为绿色。产气杆菌能够利用柠檬酸盐，故生长良好，而使培养基变碱性。培养基中的指示剂溴麝香草酚蓝（pH6.0～7.6时颜色由黄→绿→蓝）由绿变蓝，故为阳性。

3. 阴性、阳性对照试验 阳性对照试验是将每毫升含500～1000个活菌数的稀释标准大肠埃希菌菌液0.1ml加入检测药品稀释液10ml中，阴性对照试验取稀释液10ml，按检测顺序同样同法检查。阳性对照试验应检出相应控制菌，阴性对照试验应无菌生长。

【结果】　根据以上镜检、乳糖发酵试验及 IMViC 试验结果报告，判定药品中有无大肠埃希菌存在及药品是否符合要求。

活螨的检测

【实验材料】　待检药品和必需的器械、物品。

【方法】

(1) 直接检测法：先用肉眼观察待检药品，有无疑似活螨的白点移动，再用放大镜检测，并可取解剖针挑取活螨，放在滴有 70% 乙醇或生理盐水的载玻片上进行观察。

(2) 漂浮法：将待检药品适量加入盛有饱和生理盐水的三角烧瓶内搅匀。继续加饱和生理盐水至瓶口。用干净载玻片蘸取表面漂浮物，加盖玻片后置显微镜下观察有无活螨。

(3) 分离法：利用螨类避光怕热习性，将待检药品适量置于下有烧瓶的玻璃漏斗内，烧瓶内放少量 70% 乙醇。在玻璃漏斗上方 6cm 处放 60W 的灯泡照射 1h，观察漏斗的下口处有无活螨爬出。

(4) 螨卵孵育法：将疑有螨卵（呈椭圆形，上端有一小弯柄）的药丸适量放在无菌小瓶内，加数滴无菌生理盐水后加盖。放在 22～28℃ 条件下培养 10d，逐日观察有无活螨孵出。

实验 53　外用药物的微生物学检查

【目的要求】

(1) 掌握外用药物的微生物检验的项目和基本原理。

(2) 熟悉外用药物的微生物检验的方法。

【基本原理】　外用药物不得检出铜绿假单胞菌、金黄色葡萄球菌和破伤风杆菌。

铜绿假单胞菌为革兰阳性菌，在十六烷三甲基溴化铵琼脂平板上，菌落呈扁平、表面湿润、灰白色，周围有蓝绿色的水溶性色素，并且有明胶液化环。氧化酶和绿脓菌素试验均为阳性。

金黄色葡萄球菌在卵黄高盐琼脂培养皿上菌落呈金黄色，革兰阳性，血浆凝固酶和甘露醇发酵试验阳性。

破伤风杆菌为革兰阳性杆菌，小白鼠毒力和保护力试验阳性。

根据细菌的以上特点，可以判断铜绿假单胞菌、金黄色葡萄球菌和破伤风杆菌是否污染了待检药品。

铜绿假单胞菌的检测

【实验材料】

(1) 待检药品：金黄散。

(2) 培养基：胆盐乳糖增菌培养基、明胶十六烷三甲基溴化铵琼脂平板、PDP 琼脂斜面培养基、普通琼脂斜面培养基。

(3) 标准菌株：铜绿假单胞菌［CMCC (B) 10 104］。

(4) 革兰染色液、无菌刻度吸管、无菌试管等。

【方法】

(1) 取 1∶10 稀释的待检药品液 10ml，加入 100ml 胆盐乳糖增菌培养基或明胶十六烷三甲基溴化铵肉汤中，在 37℃ 条件下增菌培养 18～24h。同时在含同一培养基的另一试管（已加入待检药物）中加入小于 100CFU 的标准铜绿假单胞菌，作为阳性对照管。

(2) 取上述增菌培养基液面上的菌膜转种在明胶十六烷三甲基溴化铵琼脂平板上。平置，37℃ 条件下培养 24～48h。

（3）铜绿假单胞菌的典型菌落呈扁平、无定形、周边扩散、表面湿润、灰白色，周围时有蓝绿色素扩散。如平板上无菌落生长或生长的菌落与上述菌落形态特征不符，判定供试品未检出铜绿假单胞菌。如平板生长的菌落与上述菌落形态特征相符或疑似，应挑选 2～3 个菌落，分别接种于营养琼脂培养基斜面上进行纯培养，培养时间为 18～24h。取斜面培养物进行革兰染色、镜检及氧化酶试验。

（4）革兰染色：取斜面培养物进行革兰染色、镜检，铜绿假单胞菌应为革兰阴性杆菌。

（5）氧化酶试验：用接种环挑起斜面培养物涂布在滤纸片上，置于无菌平皿内。在菌苔上添加数滴新配制的 1‰二盐酸二甲基对苯二胺试液，如在 30s 内，纸片上菌苔变为粉红色，直至紫红色时，即为阳性。

（6）绿脓菌素试验：挑取斜面培养物转种到绿脓菌素测定用的 PDP 琼脂斜面上，37℃培养 24h，加入 3～5ml 氯仿摇匀，使得色素溶解于氯仿内，待氯仿变为蓝绿色后吸到另一试管内，在该试管内加入 1mol/L 盐酸 1ml，振摇后静置片刻，如果盐酸液变为粉红色为阳性反应。如不出现，可延长培养时间，2～3d 后再测试。同时用未接种的 PDP 琼脂培养基斜面同法作阴性对照。

【结果】 铜绿假单胞菌在明胶十六烷三甲基溴化铵琼脂平板上，菌落呈扁平，周围有蓝绿色的水溶性色素，并且有明胶液化环。革兰染色阴性，氧化酶和绿脓菌素试验阳性。

金黄色葡萄球菌的检测

【实验材料】

（1）待检药品：金黄散。

（2）培养基：亚碲酸钠增菌培养基、T.M.P 高盐或卵黄高盐琼脂培养基、普通琼脂斜面培养基。

（3）标准菌株：金黄色葡萄球菌菌种［CMCC（B）26 003］。

（4）革兰染色液、无菌刻度吸管、无菌试管等。

【方法】

（1）取待检药品（1：10 稀释液）10ml 混入亚碲酸钠增菌培养基中。其中一培养皿加入小于 100CFU 的标准金黄色葡萄球菌作为阳性对照。置 37℃温箱中培养 24h。

（2）取增菌培养物分别转种在 T.M.P 高盐或卵黄高盐琼脂培养板上，置 37℃温箱中培养 24～48h。

（3）挑取培养基平板上墨黑色或金黄色的可疑菌落，接种于营养琼脂培养基斜面上，进行纯培养。取纯培养物，进行革兰染色镜检、血浆凝固酶试验和甘露醇发酵试验。

（4）革兰染色：金黄色葡萄球菌为革兰染色阳性。

（5）血浆凝固酶试验：挑取 2～3 环菌苔，加入到含 1：2 稀释的兔血浆 0.5ml 的试管内，充分混匀置于 37℃水浴中，2h 后开始检查。以后每隔适当时间检查一次，直至 24h，观察血浆有无发生凝固现象。

（6）甘露醇发酵试验：用接种环挑取菌苔到甘露醇发酵管中，置于 37℃条件下培养后观察有无产酸。

【结果】 根据与阳性对照结果的比较，若疑似菌为革兰阳性球菌、血浆凝固酶试验阳性和甘露醇发酵实验阳性，判断金黄色葡萄球菌污染了药物。

破伤风杆菌的检测

【实验材料】

（1）待检药品：金黄散。

（2）培养基：0.1‰葡萄糖疱肉培养基。

（3）标准菌株：破伤风杆菌［CMCC 64 002］。

（4）革兰染色液、无菌刻度吸管、无菌试管等。

【方法】

（1）取待检药品 0.1g 加入 3 管含 40ml 的 0.1‰葡萄糖疱肉培养基中，其中一管再加入小于 100CFU 的标准菌作为阳性对照。加无菌凡士林或石蜡，并置于 80℃水浴中 30min 杀死无芽胞菌。

（2）置于 37℃温箱中培养 3～4d，进行增菌产毒培养。若培养基肉渣消化变黑，并有特殊臭味，则为可疑菌落。

（3）革兰染色：将可疑菌落进行革兰染色，破伤风杆菌为革兰阳性芽胞杆菌，菌体细长，带芽胞的菌体呈鼓槌状。

（4）毒力试验：将培养液过滤，取滤液 0.3～0.5ml 分别注射在 2 只小白鼠后腿肌肉中，其中 1 只同时注射破伤风抗毒素 120U，作保护力试验。6～48h 观察小鼠发病情况。阳性者于注射后 12～24h，就可出现尾部僵直竖起，后腿强直痉挛或全身肌肉痉挛等症状，甚至死亡，而保护力试验的鼠不发病，即可判断被检物中有破伤风杆菌。

【结果】 若出现革兰阳性芽胞杆菌，菌体细长，带芽胞的菌体呈鼓槌状，并且小白鼠毒力试验和保护力试验阳性，即可判断破伤风杆菌污染了药物。

药物的微生物学检查实验注意事项

（1）药品检查前应保持原有的包装状态，防止再污染。取样时应随机化，异常待检品取可疑样品进行检测。凡肉眼能看出发霉、生虫变质和有活螨的样品，即不合格，无须再检验。

（2）待检药品稀释后须在 1～2h 内做完，防止微生物繁殖或死亡。对含抑菌或防腐成分的特殊药品应作处理后再取样。

（3）标准菌的菌悬液在室温下放置应在 2h 内使用，若保存在 2～8℃可在 24h 内使用。

（4）整个过程必须按严格的无菌操作规程进行。防止操作过程中微生物的再污染或扩散，避免操作过程混入杂菌，影响检查结果。

大肠埃希菌、铜绿假单胞菌、金黄色葡萄球菌、破伤风杆菌检测程序（图 3-1）：

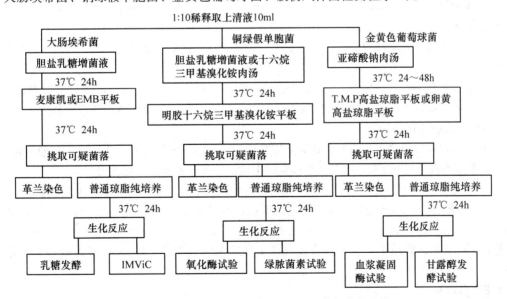

图 3-1　大肠埃希菌、铜绿假单胞菌、金黄色葡萄球菌、
破伤风杆菌检测程序示意

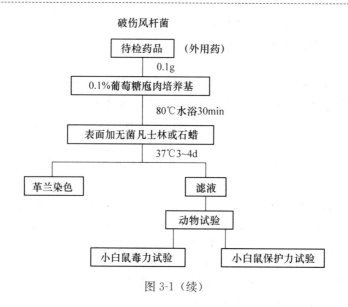

图 3-1 (续)

实验 54　细菌内毒素的检测

在临床上，给予人体注射药液或补液前，须检查注射药液或补液中有无内毒素污染。检测内毒素方法主要有动物试验和鲎试验，而目前多用后者。

动物试验

【目的要求】　熟悉动物试验检测内毒素的方法及内毒素对动物的致热作用。

【基本原理】　内毒素能刺激单核巨噬细胞等产生 IL-1、IL-6 和 TNF-α 等内源性致热原，并作用于动物下丘脑体温调节中枢，导致机体体温升高。

【实验材料】

（1）待测标本：伤寒沙门菌菌液（经 100℃ 加热 30min 处理，稀释到 10^9 CFU/ml）。

（2）动物：健康家兔。

（3）其他实验用品：体温表、无菌注射器、无菌棉球、碘酒、酒精。

【方法】

（1）试验家兔筛选：取体重 1.7～3.0kg 健康家兔 3 只，停食 1h 后用肛表测其肛温，连测 3 次，每次间隔 30min，共测 8 次。肛温在 38.0～39.6℃，且最高与最低体温相差不超过 0.4℃ 的家兔，方可作为试验用兔。

（2）家兔正常体温测定：将肛温计插入家兔肛门，每隔 30min 测量 1 次体温，一般测量 2 次，2 次体温之差不得超过 0.2℃，以此 2 次体温的平均值作为该家兔的正常体温。

（3）测定正常体温后 15min 内，经兔耳静脉注射预温至 37℃ 的伤寒沙门菌菌液 0.5～1.0ml。之后每隔 30min 测兔肛温 1 次，连测 6 次，取最高 1 次肛温减去正常体温即为该试验兔的升温值。

【结果】　3 只试验兔中，有 2 只或 2 只以上试验兔的升温值≥0.6℃，视为内毒素发热反应阳性。

【注意事项】

（1）使用肛门温度计时应涂凡士林，缓慢插入兔肛门深度约 6cm，时间不少于 1.5min 取出，擦去粪便，记下读数。在此期间，固定兔子要合适，避免兔子躁动。

（2）每只受试兔子固定用 1 只肛门温度计，肛门温度计的精密度为 ±1℃，以减少误差。

（3）试验用注射器、针头、试管等，必须经 250℃ 干烤 60min，以除去热原质。

鲎 试 验

【目的要求】 熟悉鲎试验检测内毒素的方法、原理及意义。

【基本原理】 鲎是一种海洋节肢动物，其血液中的有核变形细胞含有凝固酶原和可凝固蛋白。将鲎变形细胞冻融裂解后制成的试剂称鲎变形细胞溶解物（limulus amebocyte lysate，LAL）。LAL 与内毒素相遇时，由于内毒素激活了 LAL 中的酶系统，使凝固酶原转变成为凝固酶，而凝固酶则使凝固蛋白凝聚成凝胶状态。利用这种反应检测内毒素的试验即鲎试验。鲎试验检测内毒素的敏感性极高，可检测微量内毒素（0.1～1.0ng/ml）。鲎试验可用于内毒素的检测和革兰阴性细菌感染的过筛实验，常用来检测尿液、脑脊液、血液、体液、注射制剂和生物制品等中的内毒素。

鲎试验具有快速、简便、灵敏等优点。

【实验材料】

（1）试剂：鲎试剂（0.1ml 冻干品/支），标准品内毒素，不含热原质的无菌蒸馏水。

（2）待测标本：伤寒沙门菌培养上清液。

（3）其他实验用品：1ml 刻度吸管，37℃ 水浴箱等。

【方法】

（1）取 3 支鲎试剂冻干品，分别标记甲、乙、丙，打开安瓿，各加入 0.1ml 蒸馏水溶解鲎试剂。

（2）取标准内毒素、不含热原质的无菌蒸馏水和待测标本各 0.1ml 分别加于安瓿甲、乙、丙中。

（3）分别将甲、乙、丙安瓿轻轻摇匀后，垂直放入 37℃ 水浴箱保温 60min 观察结果。

【结果】

（1）观察与判别：将安瓿倾斜 45°，观察并记录结果。

"＋＋＋"：强阳性，呈固体状，倒持安瓿凝胶不动。

"＋＋"：阳性，呈凝胶状，有变形但不流动。

"＋"：弱阳性，呈黏性半流动状，倒持安瓿凝胶能动。

"－"：阴性，不能形成凝胶。

（2）结果判定：凡结果在"＋"以上者，表示内毒素阳性。

【注意事项】

（1）保温和拿取试管过程动作要轻，避免受到震动造成假阴性结果。

（2）试验用器皿必须经 250℃ 干烤 60min，以除去外源性内毒素。

（3）鲎试验无特异性，无法区别检得的内毒素系由何种革兰阴性菌所产生。

附 14：药品微生物限度检查

【目的要求】 掌握药品微生物限度检查的原理和平板培养计数法检测药品微生物限度的方法。

【基本原理】 微生物的污染可导致药品质量改变，人体使用后会产生毒副作用，对人体造成伤害。药品微生物限度检测目的是检查药品中受到微生物污染的程度是否符合法定标准。按照中国药典的规定，药品微生物限度检查对抽样量规定为：取一般正常供试药品，每批应随机抽取检验用量的 3 倍量包装单位，检验时每次最少分取两瓶（盒）以上的样品共 10g（10ml），中药蜜丸至少应分取 4 丸以上共 10g，贵重或微量的包装药品，取样量可酌减。肉眼能观察发霉、生虫、变质、有活螨的药品应判为不合格，无须再抽样检验。检查项目包括染菌量及抑制菌性质的检查（细菌、真菌及酵母菌）；样品中微生物数量的检测可采用显微镜直接计数法、平板培养计数法、光电比浊计数法和最大可能数计数法等。其中平板培养计数法是成品药药品微生物限度检查的最常用检测方法。由于实验中设计药物样品稀释方法、菌液用量和培养条件等影响菌落计数的因素，平板培养计数法需要计算菌落回收率，先评价实验体系是否符合要求，然后再判断药品微生物限度。

【主要材料与设备】

（1）标本：受检样品（10g 固体或 10ml 液体）。

（2）试验用菌种：金黄色葡萄球菌、大肠埃希菌和白色念珠菌。

（3）培养基：改良马丁培养基、营养肉汤培养基、营养琼脂培养基、玫瑰红钠琼脂培养基、蛋白胨。

（4）试剂：无菌生理盐水。

【方法】

1. 试验菌株菌液的制备

（1）金黄色葡萄球菌菌液：取经 35℃ 条件下培养 18～24h 的金黄色葡萄球菌 1ml，加入 9ml 无菌生理盐水溶液，10 倍稀释制成 50～100CFU/ml 的菌悬液备用。

（2）大肠埃希菌菌液：取经 35℃ 条件下培养 18～24h 的大肠埃希菌 1ml，加入 9ml 无菌生理盐水溶液，10 倍稀释制成 50～100CFU/ml 的菌悬液备用。

（3）白色念珠菌菌液：取经 25℃ 条件下培养 24～48h 的白色念珠菌改良马丁液体培养物 1ml，加入 9m 无菌生理盐水溶液，10 倍稀释制成 50～100CFU/ml 的菌悬液备用。

2. 受测药物样品的处理　固体样品 10g，加无菌生理盐水稀释液 100ml；制成质量浓度为 100g/L 的供试液；液体样品 10ml，加无菌生理盐水稀释液 90ml，1∶10 稀释作为供试液。

3. 常规平板培养法检测菌落数　取金黄色葡萄球菌菌液 1ml（50～100CFU/ml），加入供试液 1ml，立即倾注 15～20ml 琼脂培养基中，平行制备两个平皿，待凝固后置 35℃ 条件下培养 24～72h，观察结果，计算菌落数，作为试验组菌落数。取无菌生理盐水 1ml，加入金黄色葡萄球菌菌液 1ml，同样方法计数菌落，为菌液组菌落数；取无菌生理盐水 1ml，加入 1ml 供试液，同样方法计数菌落，为受试药物组的菌落数。按如下公式计算药物样品对金黄色葡萄球菌的回收率。

实验组菌的回收率（％）＝（实验组平均菌落数－受试药物组平均菌落数）/菌液组平均菌落数×100％

相同的方法测试药物样品大肠埃希菌或白色念珠菌的回收率。

4. 培养液稀释法检测菌落数　分别取 0.5ml、0.2ml 和 0.1ml 药物样品的供试液，加入金黄色葡萄球菌菌液 1ml（50～100CFU/ml），立即倾注 15～20ml 琼脂培养基中，平行制备两个平皿，待凝固后置 35℃ 条件下培养 24～72h，观察结果，计算菌落数，作为试验组菌落数。15～20ml 琼脂培养基中加 0.5ml、0.2ml 和 0.1ml 药物样品，计数的菌落数为受试药物组的菌落数，15～20ml 琼脂培养基中加金黄色葡萄球菌菌液 1ml，计数的菌落数为菌液组菌落数。采用上述公式计算药物样品对金黄色葡萄球菌的回收率。

【结果】　3 次独立的平行试验中，实验组菌回收率均不低于 70％ 代表实验体系符合标准要求；分析受试药物组平均菌落数可代表可判断药品微生物的限度。当菌落回收率不符合该标准要求，应采用培养基稀释法、离心沉淀集菌法、薄膜过滤法、中和法等方法或联合使用这些方法消除抑菌成分，测定回收率。

【注意事项】

（1）药物的成品有可能受到再污染，或者受某种因素影响使原有的污染菌发生变化，为真实反应原有药品在生产中所受污染的程度，在检验前，供试品不得任意启开，以防污染，并在适宜的条件下保存，以免环境引起污染状况的改变。

（2）常需要测试的微生物还包括枯草芽孢杆菌和黑曲霉菌等，可根据需要增加测试的微生物种类。

附 15：土壤中抗生素产生菌的分离

【目的要求】

（1）了解从土壤中分离与纯化放线菌的基本原理及常用方法。

（2）掌握抗生素产生菌的抗菌谱测定方法。

【基本原理】　放线菌是重要的抗生素产生菌，许多临床应用的抗生素都是由土壤中分离的放线菌产生的。放线菌一般在中性偏碱性、有机质丰富、通气性好的土壤中含量较多。由于土壤中的微生物是各种不同种类微生物的混合体，必须把各种放线菌从这些混杂的微生物群体中分离出来，从而获得某一放线菌的纯菌株。根据放线菌对营养、酸碱度等条件要求，常选用合成培养基或有机氮培养基，也可采用选择性培养基或加入某种抑制剂，使细菌、真菌出现的数量大大减少，从而分离土壤中的放线菌；再通过稀释法，使放线菌在固体培养基上形成单独菌落，并可得到纯菌株。

抗生素是放线菌的次级代谢产物，放线菌经液体培养后，其分泌的抗生素存在于离心所得的上清液中，可采用微生物方法进行检测，从而筛选到所需的抗生素产生菌。

【实验材料】

（1）土壤：校园土，空气干燥，磨碎。

（2）试验菌：金黄色葡萄球菌和大肠埃希菌的 8h 肉汤培养物。

（3）培养基：淀粉培养基、高氏 1 号合成培养基、营养琼脂培养基。

（4）其他：镊子、药敏试纸片、灭菌的生理盐水、无菌平皿、无菌玻璃铲、无菌涂布棒、无菌移液管等。

【方法】

1. 土壤中放线菌的分离

（1）采集土样：土壤的种类和自然条件影响着放线菌的种类和分布数量。链霉菌主要存在于干燥、偏碱而营养丰富的土壤里；而小单孢菌多分布在潮湿土壤或湖底泥土中。因此在采土时，应注意地区、时间和植被情况。采土季节以春秋二季为宜，雨季不宜采土。一般认为，南方地区的土壤和北方土壤相比，南方地区的土壤链霉菌的种类较多，而某些特殊土壤或地区也可能存在一些特殊菌株。采集的土样最好随机分离，否则要放在阴凉通风处，防止变潮生霉。

在选定的采土地点，用小铲除去 5cm 厚表层土，用酒精棉球擦过的铁锹深挖 15～20cm，采土后放入一个无菌纸袋或培养皿内，并按要求记录有关土样的内容，包括土壤编号、采集日期、采集地点及土壤基本特征。

（2）土壤悬液梯度稀释

1）将土样放入用酒精擦拭过的乳钵中，除去石块、草根，研磨压碎后，称取 5.0g 放入盛有50ml 灭菌的生理盐水的三角瓶中。振荡 5min，即稀释 10 倍的土壤悬液，静置 30s。

2）取 1ml 土壤悬液，加入到 9ml 灭菌生理盐水中稀释 10 倍。

3）按 1：10 梯度稀释至 10^{-4}、10^{-5} 和 10^{-6}。

（3）制备培养基平板

1）准备 9 个无菌玻璃平皿，分别标记 10^{-4}、10^{-5} 和 10^{-6}，每个稀释度平行 3 个平皿。

2）配制高氏 1 号琼脂培养基并于 115℃灭菌 20min，待其冷却至 50～55℃后，将其倒入无菌平皿中，每个平皿加 15～20ml，待冷凝成平板（图 3-2）。

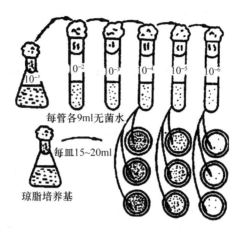

每管各9ml无菌水

每皿15～20ml

琼脂培养基

图 3-2 倾注分离

（4）分离培养：从对应稀释度的土壤悬液中分别吸取 0.5ml 稀释液加到冷凝好的高氏 1 号平板中，用无菌涂布棒将加在平板培养基上的土壤上的土壤稀释液在整个平板表面涂匀（每个稀释度换一支无菌涂布棒）。平板倒置于培养箱在 28℃恒温条件下培养一周。

（5）纯培养：分别挑取平板上单个放线菌菌落，接种于高氏 1 号琼脂培养基斜面，获得放线菌的纯培养菌株，在 28℃恒温条件下培养一周，用于观察放线菌生长特征和产抗生素能力的测定。

2. 拮抗试验

（1）在灭菌的空平皿中加入金黄色葡萄球菌肉汤培养液 4～5 滴，倒入溶化并冷却到 50℃的营养琼脂培养基 20ml，制作混菌平板。

（2）在培养基表面贴上 1cm² 放线菌琼脂块 5 块（中间为已知有抑菌作用的链霉菌块作为阳性对照，周围 4 个为未知的从土壤中分离到的放线菌块）（图 3-3）。

（3）在 37℃条件下培养 48 小时，判定结果。如样品有抑菌作用，可在其周围出现不长菌的抑菌圈。

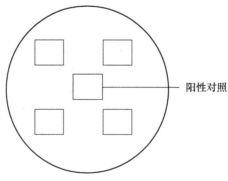

阳性对照

图 3-3 拮抗试验

3. 抗菌谱测定

（1）发酵培养

1）配制高氏 1 号合成培养基，分装 25ml 于 250ml 三角摇瓶中（每株放线菌对应 1 瓶），在 115℃条件下灭菌 20min。

2）将分离到的每一株放线菌分别接种于摇瓶中，在 28℃ 条件下以 240r/min 转速恒温培养 1 周。

3）发酵液过滤，滤液用于抗菌活性测定。

（2）抗菌活性测定

1）将 10ml 灭菌的营养琼脂培养基加入到已灭菌的平皿中，冷却，制备底层平板。

2）取培养 8h 的金黄色葡萄球菌和大肠埃希菌液体培养物 2ml 分别加到 200ml 灭菌的营养琼脂培养基中（注意培养基应冷却到 50～55℃），振荡混匀，吸取 6ml 加入到底层平板上，分别制备含金黄色葡萄球菌和大肠埃希菌的双层平板。

3）用镊子将一系列吸附有放线菌发酵液的无菌滤纸片置于金黄色葡萄球菌和大肠埃希菌的双层平板上，在 37℃ 条件下培养 24min。

4）观察抑菌圈，判断放线菌是否产生抗生素。

【结果】　放线菌由纤细的丝状细胞组成菌丝体，菌丝内无隔膜。菌丝体分为两部分，即伸入培养基中的营养菌丝和向上生长的气生菌丝。气生菌丝部分形成孢子丝，呈直形、弧形或螺旋状等，其着生形式有丛生、互生和轮生等。菌丝有各种颜色，有的还能分泌水溶性色素到培养基内。孢子的表面光滑或粗糙、圆或椭圆，孢子有各种颜色，这些形态特点都是鉴定放线菌的重要依据。

【注意事项】　放线菌的菌落在培养基上着生牢固，不易被接种针挑取，另外由于孢子的存在，常使菌落表面呈粉末状，故挑取菌落时要注意。

第4部分

附　录

附录1　实验室安全及防护知识

微生物实验室的安全与防护应该时刻铭记在心，每一名进行微生物学实验的学生必须加强安全与防护意识，安全与防护意识是指在不能完全排除危险事件的情况下，考虑如何将风险降到最低。以下是微生物实验室每一个人都应该了解的安全防护知识。

1. 进入实验室要将所有与实验无关的衣物、背包、书籍等非必需品放在实验室工作区以外适当位置。

2. 禁止在实验室工作区域进食、饮水、吸烟、化妆和处理隐形眼镜等。在实验室不要将任何东西放到嘴巴里，这些东西包括笔和手指等。学会保持双手远离嘴和眼睛。

3. 将长发扎在脑后，在实验工作时应穿上实验保护装备，包括实验帽、实验罩衣、口罩、手套、鞋套等，并清楚在正确的环境下使用这些装备。

4. 在实验室工作时，任何时候都必须穿着工作服。在实验室内用过的防护服不得和日常服装放在同一柜子内。

5. 清楚灭火器、眼睛洗眼器、眼睛清洗剂、化学安全清洗器、急救箱和实验室安全出口的位置，并学会正确使用各种装置。

6. 实验过程中保持实验台面的整洁，将所有的试剂、培养基和玻璃器皿等放到合适的位置。避免污染试验台、地板和垃圾桶。

7. 感染物品意外溢出时，应戴上手套和其他必要的防护装置，立刻用消毒剂（5％来苏尔和5％酚溶液等）覆盖30min，用一次性毛巾擦净，把毛巾放在专用器具中待灭菌处理，并立即报告指导老师。

8. 使用特殊的容器专门盛装感染性物品和用过的玻璃片等，放在专用器具中灭菌后分类处理。

9. 在使用接种环和接种针转移培养物前后都要立刻灼烧。不要持有含感染物质的接种针或接种环在实验室内随意走动。

10. 在进行针对可能直接或意外接触到血液、体液以及其他具有潜在感染性的材料或感染性动物的操作时，操作对象都应该放在一个有安全盖子的容器里面，防止其发生渗漏。处理这些标本均应戴手套，当完成样本处理后，应更换手套并洗手。

11. 有喷溅的可能时，为了防止眼睛或面部受到泼溅物的伤害，应戴安全眼镜、面罩（面具）或其他防护设备。不得在实验室内穿露脚趾的鞋子。

12. 在所有的实验物品上写上标签，包括名字、日期、试验编号、样品等。

13. 实验前后都要使用酚消毒剂如5％来苏尔、5％酚溶液或四价化合物如十六烷基铵基吡啶来清理实验区域。

14. 用过的细菌培养物以及污染的垃圾要高压灭菌后丢弃。

15. 实验者在每个实验前后都要彻底清洗双手，尽可能使用消毒肥皂。

附录2 免疫血清制备、鉴定、纯化及保存

一、免疫血清的制备

将某种抗原物质注入动物体内，经过一段时间，动物血清中可出现针对该抗原的特异性抗体，这种含抗体的血清称为免疫血清。制备优质免疫血清与抗原的纯度、免疫原性、免疫途径、抗原剂量、注射次数、时间间隔、有无佐剂以及动物应答的能力有关。现以兔抗鸡红细胞抗血清和兔抗大肠埃希菌抗血清为例介绍免疫血清的制备。

（一）兔抗鸡红细胞抗血清的制备

1. 材料

（1）动物：健康家兔、来亨鸡红细胞。

（2）试剂：Alsever's 液、生理盐水。

（3）器材：无菌注射器及针头、碘酒酒精棉球、无菌毛细滴管、无菌刻度离心管、无菌三角烧瓶等。

2. 方法

（1）制备抗原

1）来亨鸡心脏采血，立即注入含有等量 Alsever's 液内，混匀，置 4℃冰箱中保存可存放 3 周。

2）用生理盐水洗涤红细胞，以 2000r/min 转速离心 5min，重复 3 次。末次可离心 10min，使血细胞沉积管底，上清液透明，弃上清液。

3）用生理盐水将红细胞配成 100%的红细胞悬液。

（2）免疫动物

1）选择体重 2~3kg 健康家兔若干只。

2）将 100%鸡红细胞悬液于兔耳静脉注射：第 1 天注射 1ml，第 2 天注射 2ml，第 3 天注射 3ml，第 4 天注射 4ml，第 5 天注射 5ml。

3）末次注射后第 7 天，耳静脉采血 1ml，分离血清，用 V 型微量血凝板做凝集试验滴定溶血素效价，若效价在 1：2000 以上，即可使用，若效价不够高，可追加免疫 1~2 次，再进行试血。

4）分离血清：采用颈动脉放血法（或用心脏采血法）收集血液于无菌三角烧瓶中，待其凝固、贴壁，再置4℃冰箱中过夜使血块收缩后，用玻璃棒将血块与容器壁分开，吸取澄清的血清以 2500r/min 转速离心 10min，收集上清液，即为所制备的免疫血清（溶血素）。

（二）兔抗大肠埃希菌抗血清的制备

1. 材料

（1）动物：白兔

（2）菌种：大肠埃希菌。

（3）培养基：琼脂斜面。

（4）其他：0.5%甲醛盐水、生理盐水、Mefarland 标准比色管、无菌注射器及针头、络合碘棉球、无菌毛细吸管及试管。

2. 方法

（1）制备抗原

1）取已鉴定合格的抗原性完整的大肠埃希菌接种琼脂斜面，置37℃条件下孵育16～18h后，用0.5％甲醛盐水将菌苔洗下，制成浓悬液，置37℃条件下孵育24h以杀菌。

2）将细菌浓悬液进行无菌试验，证实细菌确已被杀死后，用标准比浊管测定细菌浓度，再用无菌生理盐水稀释至浓度为1.5×10^9/ml。

（2）免疫动物

1）选择体重2～3kg的健康雄兔数只，先饲养观察1周左右，再在耳静脉采血1ml，分离血清，与上述菌液作试管凝集试验，测定有无天然凝集素，如无或仅有微量时，该动物才可用来免疫。

2）将上述菌液按下列剂量及程序注入白兔耳静脉：第1天注射0.25ml，第2天注射0.5ml，第3天注射1.0ml，第4天注射2.0ml。

3）末次注射后第5天，在耳静脉采血1ml，分离血清，用上述该菌液作试管凝集试验，以滴定抗菌血清的效价。若凝集价在1：2000以上即可放血。如效价不够高，可逐日静脉递增注入上述菌液1～3次后，常可使效价明显增高。最后颈动脉放血或心脏采血，分离血清分装，储存备用（方法同上）。

二、免疫血清的鉴定

制备的免疫血清在保存或应用前需作特异性和效价鉴定。鉴定方法有多种，鉴定方法的选用主要根据实验室的条件及抗原的物理性状等因素决定，本室应用凝集反应和补体溶血反应方法，进行兔抗鸡红细胞抗血清（溶血素）的鉴定。

1. 材料

（1）待测免疫血清。

（2）1％鸡红细胞悬液、生理盐水、补体（豚鼠新鲜血清）。

（3）器材：无菌试管、刻度吸管、试管架、37℃水浴箱、载玻片。

2. 方法

（1）玻片法（定性）：取载玻片一张，在载玻片两端分别加入生理盐水和免疫血清各一滴，然后再各加一滴鸡红细胞。轻摇载玻片，经1～2min，若生理盐水侧红细胞仍均匀浑浊，而在免疫血清侧红细胞凝聚成团，出现小颗粒，即为凝集试验阳性，说明免疫血清中含有抗鸡红细胞抗体。

（2）试管法（定量）：取10支小试管，编号列于试管架上，设第10号管为对照管，按附表1加样，混匀后置37℃水浴箱中30min，判定效价，以呈现完全溶血的血清最高稀释度为血清效价（附表1）。

附表1：溶血素滴定 （单位：ml）

试管号	1	2	3	4	5	6	7	8	9	10
生理盐水	0.9	0.5	0.5	0.5	0.5	0.5	0.5	0.5	0.5	0.75
稀释血清	0.1	0.5	0.5	0.5	0.5	0.5	0.5	0.5 弃0.5	—	—
1％SRBC	0.25	0.25	0.25	0.25	0.25	0.25	0.25	0.25	0.25	0.25
1：30补体	0.25	0.25	0.25	0.25	0.25	0.25	0.25	0.25	0.25	0.25
血清稀释度	1：20	1：40	1：80	1：160	1：320	1：640	1：1280	1：2560	1：5120	—
假定结果	++++	++++	+++	+++	+++	+++	++	+	—	—

注：++为溶血；－为不溶血

3. 实验结果
此免疫血清的溶血素效价为1：1280。

4. 注意事项
实验用具要清洁，以免破坏补体而影响结果。

三、免疫血清的保存

免疫血清保存方法较多，常用方法：

（1）冷藏保存：将抗血清无菌采集或过滤除菌后，液体状态保存于普通4℃冰箱中，可存放三个月到半年，效价高时，一年之内不会影响使用。

（2）防腐保存：将抗血清加入0.1%～0.2%NaN₃，或0.5%石炭酸，或0.2%硫柳汞以防腐，置4℃冰箱中可保存1～2年。

（3）中性甘油保存：在抗血清中加入等量中性甘油，置20℃冰箱中可保存3～5年。

（4）低温保存：将免疫血清存放在−40～−20℃条件下，可保存5～7年。反复冻溶可使抗体效价降低，最好分装保存。

（5）冷冻干燥法保存：较佳保存方法。将免疫血清分装于安瓿，经冷冻干燥后封口。置−70℃条件下可以保存10年以上。

附录3　常用培养基的制备

1. 牛肉膏汤培养基

[成分]

牛肉浸膏	3～5g
蛋白胨	10g
氯化钠	5g
蒸馏水	1000ml

[制法]

(1) 于1000ml蒸馏水中加入上述各成分，混合加热溶解。

(2) 调整pH至7.4～7.6煮沸3～5min，过滤分装。

(3) 高压灭菌，在121℃条件下加热20min，置阴暗处或冰箱中贮存备用。

[用途]　供一般细菌培养之用，亦可制备糖发酵管及琼脂培养基用。

2. 牛肉浸汤培养基

[成分]

新鲜牛肉（去脂绞碎）	500g
蛋白胨	10g
氯化钠	5g
蒸馏水	1000ml

[制法]

(1) 取新鲜牛肉（兔肉）除去脂肪、筋膜、绞碎。置搪瓷或铝制锅中，每500g碎肉加水1000ml，搅匀，置冰箱过夜。

(2) 次日取出肉浸液，搅拌均匀，煮沸30min，用脱脂棉或纱布过滤，并补足水分至原来的量，即为牛肉浸液。

(3) 在滤液中加入蛋白胨（10g/L）、氯化钠（5g/L），加热使其完全溶解，调整pH值至7.6～7.8，煮沸10min，以滤纸过滤。

(4) 分装三角烧瓶或试管中，塞紧硅胶塞，高压灭菌，在121℃条件下加热20min，冷却后置冰箱保存备用。

[用途]　供做基础培养基使用。

3. 营养琼脂培养基

[成分]

蛋白胨	10g
氯化钠	5g
肉浸汤或肉膏汤	1000ml

[制法]

(1) 固体培养基：在肉汤培养基中加入2%～3%琼脂，溶化后调整pH值至7.6，过滤、分装，高压灭菌。在室温下凝即为固体培养基。有平板、斜面和琼脂高层等数种。

(2) 半固体培养基：若在肉汤培养基中加入0.3%～0.5%琼脂，如上配制，高压灭菌后室温下直立冷却凝固，即为半固体培养基。

（3）血液琼脂培养基：将普通固体培养基加热溶化，待冷却至50℃左右时，用无菌操作法加入5%～10%的脱纤维羊或兔血细胞，混匀后倒入无菌平皿或试管中，经冷却即为血液琼脂平板或血液斜面培养基。

[用途] 供给营养要求不高或较高（血液培养基）的细菌培养使用，并可作为无糖培养基使用。

4. 伊红亚甲蓝琼脂培养基（EMB）

[成分]

蛋白胨	10g
磷酸氢二钾	2g
琼脂	20g
2%伊红水溶液	20ml
0.65%亚甲蓝水溶液	10ml
20%乳糖溶液	50ml
蒸馏水　加至	1000ml

[制法]

（1）将蛋白胨和磷酸氢二钾加温溶化于蒸馏水中。

（2）校正pH值为7.6，加入琼脂。

（3）煮沸溶化、滤过、分装于三角烧瓶中，每瓶定量分装。

（4）在121℃条件下30min高压蒸汽灭菌备用。

（5）加热溶化上述培养基，冷却至50℃左右时以无菌手续按量加入经115℃ 15min高压灭菌后的乳糖、伊红及亚甲蓝溶液，摇匀后倾注平板。

[用途] 供大肠埃希菌的分离鉴定用。

5. S-S琼脂培养基

[成分]

S-S琼脂粉	5.7g
蒸馏水	100ml

S-S琼脂粉成分：

牛肉膏	0.5g
柠檬酸钠	0.85g
硫代硫酸钠	0.85g
蛋白胨	0.5g
牛胆盐	0.85g
琼脂粉	2g
乳糖	1g
0.11%中性红水溶液	2.5ml
0.1%煌绿水溶液	0.033ml
10%柠檬酸铁溶液	1ml
蒸馏水	100ml
调整pH值至7.0	

[制法]

（1）加热溶解琼脂粉、牛肉膏于蒸馏水中，再用2～3层纱布过滤。

（2）除中性红、煌绿外，其余成分加入已过滤的溶液内，摇匀溶解，稍微加热。

（3）调整pH值至7.0，加入中性红、煌绿溶液摇匀，再煮沸一次（无须灭菌）。

(4) 冷却至 55℃ 左右时，倾注平皿。

[用途] 供分离肠道致病菌沙门菌属和志贺菌属用。

6. 双糖含铁培养基

[成分]

上层（固体）		下层（半固体）	
蛋白胨	1g	蛋白胨	1g
琼脂	1.6g	琼脂	0.3g
牛肉膏	0.3g	牛肉膏	0.3g
乳糖	1g	葡萄糖	0.1g
氯化钠	0.5g	氯化钠	0.5g
0.4%酚红溶液	0.6ml	0.4%酚红溶液	0.6ml
10%硫代硫酸钠	0.2ml		
10%柠檬酸铵铁	1ml		
蒸馏水	100ml	蒸馏水	100ml
pH	7.6	pH	7.6

[制法]

(1) 分别将上、下层成分除琼脂和酚红外，其余各成分溶解于水，调整 pH 值至 7.6。

(2) 分别在上、下层溶液中将琼脂加热溶化，再加入酚红水溶液摇匀。

(3) 溶化下层培养基分装于试管中，与三角瓶盛装的上层培养基一起经高压灭菌 115℃ 条件下 20min。

(4) 将试管中下层培养基直立，待其凝固后再将保温在 50~60℃ 的上层培养基以无菌手续加到已凝固的下层培养基上面，放置成稍带高层的斜面。

[用途] 观察肠道菌生化反应（葡萄糖、乳糖分解，H_2S、动力）。

7. 罗氏培养基

[成分]

(1) 矿物盐

无水磷酸二氢钠	0.24g
硫酸镁（$MgSO_2 \cdot 7H_2O$）	0.24g
柠檬酸镁	0.06g
天门冬氨酸	0.36g
甘油	1.2ml
蒸馏水	60ml

(2) 马铃薯粉（或可溶性淀粉）　　3.0g

(3) 新鲜鸡蛋液（每个约 50g）　　100ml

(4) 2%孔雀绿水溶液　　20ml

[制法]

(1) 将矿物盐溶液于前一天配好，置于流通蒸汽灭菌器中 2h，取出后置室温过夜。

(2) 将新鲜鸡蛋外壳洗净后，浸泡于酒精内 10min，以杀灭附着的细菌。用无菌镊子打开卵壳一端，将内容物倒入含玻璃珠的无菌瓶中，充分搅拌但勿使其出气泡，用无菌纱布过滤。

(3) 将马铃薯粉加入矿物盐类溶液中，边加边搅拌，混匀后置水浴中调成糊状，待凉。

(4) 加入孔雀绿及鸡蛋液，混匀后静置 10min，使气泡消失。

（5）分装于无菌中试管内，塞上硅胶塞，放成斜面。切记勿使其有气泡，否则培养基表面将有麻点。

（6）间歇灭菌 3 次，每天 1 次，每次的温度分别为 75℃、80℃、85℃，每次 1h。

8. 沙堡弱氏培养基

［成分］

葡萄糖	40g
蛋白胨	10g
琼脂	20g
蒸馏水	1000ml

［制法］　将蛋白胨、葡萄糖及琼脂用蒸馏水加热溶化并定容到 1000ml，趁热用纱布过滤，在 115℃条件下 15min 高压灭菌备用。

［用途］　真菌的分离培养、菌种保存等，菌种保存时将葡萄糖量减至 1‰～2‰。

9. 马丁琼脂培养基

［成分］

蛋白胨	5g
琼脂	15g
葡萄糖	10g
磷酸二氢钾	1g
硫酸镁	0.5g
蒸馏水	900ml

浓度为 4/30000 四氯四碘荧光素（虎红）水溶液　100ml

［制法］　将蛋白胨、KH_2PO_4、$MgSO_4$、琼脂混合，加热溶解后加入葡萄糖，过滤后加入虎红水溶液，过滤分装，在 115℃条件下 15min 高压灭菌。

［用途］　真菌总数测定用

10. 胆盐乳糖增菌培养基

［成分］

蛋白胨	20g
磷酸二氢钾	1.3g
氯化钠	5g
去氧胆酸钠	0.25g
磷酸氢二钾	4g
或 $K_2HPO_4 \cdot 3H_2O$	5.2g
乳糖	5g
蒸馏水	1000ml

［制法］

（1）除乳糖、胆盐外，其余成分混合，微温溶解。

（2）调整 pH 值为 7.4，过滤后加入乳糖、胆盐溶解。

（3）在 115℃条件下高压灭菌 20min。

［用途］　用于大肠埃希菌、铜绿假单胞菌增菌培养。

11. 亚碲酸钠增菌肉汤

［成分］

蛋白胨	10g

氯化钠	5g
牛肉膏	3g
蒸馏水	1000ml
1%亚碲酸钠液	3ml

[制法]　除亚碲酸钠外，将其他成分加入蒸馏水中溶解。调整 pH 值至 7.6～7.8。在 121℃ 条件下高压灭菌 30min。称取 0.1g1%亚碲酸钠，放入 10ml 的灭菌蒸馏水中溶解过滤，临用前将其 3ml 加入上述肉汤培养基中。

[用途]　供给金黄色葡萄球菌增菌用。

12. 柠檬酸盐琼脂（西蒙氏培养基）

[成分]

无水柠檬酸钠	2g
氯化钠	5g
硫酸镁（$MgSO_4 \cdot 7H_2O$）	0.2g
0.4%溴麝香草酚蓝	20ml
磷酸氢二钾	1g
磷酸二氢铵	1g
琼脂	15g
蒸馏水	1000ml

[制法]　除琼脂和溴麝香草酚蓝外，其余各成分混合，微温溶解，调节 pH 值至 6.8。加入琼脂煮沸溶解过滤，加入溴麝香草酚蓝溶液混合后分装，在 121℃ 条件下高压灭菌 30min 后制成斜面。

[用途]　测定细菌利用柠檬酸盐试验。

13. 葡萄糖蛋白胨水培养基

[成分]

蛋白胨	5g
葡萄糖	5g
磷酸氢二钾	5g
蒸馏水	1000ml

[制法]　上述各成分混合，微温溶解于蒸馏水中，调节 pH 值为 7.2～7.4，过滤分装，在 115℃ 条件下高压灭菌 15min。

[用途]　供细菌甲基红、V-P 试验用。

14. 蛋白胨水培养基

[成分]

蛋白胨	10g
氯化钠	5g
蒸馏水	1000ml

[制法]　上述各种成分加热溶解后，调节 pH 值为 7.0～7.2，过滤分装，在 121℃ 条件下高压灭菌 20min。

[用途]　供靛基质试验用。

15. 乳糖发酵培养基

[成分]

蛋白胨	10g
氯化钠	5g
0.4%溴麝香草酚蓝液	6ml

乳糖	10g
蒸馏水	1000ml

[制法]　除乳糖和溴麝香草酚蓝液外，混合各成分，调节 pH 值为 7.4，加入乳糖及溴麝香草酚蓝液，混匀后分装到装有童汉管的灭菌小试管中，在 115℃ 条件下高压灭菌 15min 备用。

[用途]　测定细菌对乳糖的分解能力。

16. 明胶十六烷三甲基溴化铵琼脂培养基

[成分]

蛋白胨	20g
氯化镁	1.4g
硫酸钾	10g
琼脂	18g
甘油	10ml
明胶	75g
十六烷三甲基溴化铵	0.3g
蒸馏水	1000ml

[制法]　将蛋白胨、氯化镁、硫酸钾加入蒸馏水中微温溶解，调节 pH 值为 7.6，加热煮沸，补足液量，加入甘油和十六烷三甲基溴化铵，使其溶解。再加入明胶浸泡 15min，最后加入琼脂溶解后在 115℃ 条件下高压灭菌 15min。

[用途]　用于铜绿假单胞菌分离鉴定培养，观察绿色色素、液化明胶。

17. 卵黄高盐琼脂培养基

[成分]

蛋白胨	6g
氯化钠	30g
牛肉浸出粉	1.8g
琼脂	23g
10％氯化钠卵黄液	100ml
蒸馏水	650ml

[制法]　将蛋白胨、牛肉浸出粉及氯化钠加入蒸馏水中，加热溶解，调节 pH 值为 7.4～7.6，加入琼脂热融，过滤，在 121℃ 条件下高压灭菌 20min。待冷至 60℃ 时，加入氯化钠卵黄液，混匀后制成平板。

※10％氯化钠卵黄液：取新鲜鸡蛋，将外壳用碘酒及酒精消毒后，开一小孔，弃去蛋清，将蛋黄置于盛有玻璃珠的 10％氯化钠水溶液 100ml 的三角瓶中，摇匀做成悬液。

[用途]　用于分离金黄色葡萄球菌。

18. 庖肉培养基

[成分]

牛肉渣	2g
牛肉浸液	8ml

[制法]

(1) 将制作牛肉浸液时剩下来的牛肉渣装于中试管中，每管 2～3g，然后加入 pH 7.6 的牛肉浸液 8ml。

(2) 在 121℃ 条件下高压蒸汽灭菌 30min 后备用。

(3) 接种标本后，加入溶化的无菌凡士林约 1.5ml，再将其置水浴中加热至 75～80℃，维持 20min，以逐去管内之空气并杀死其他无芽胞细菌。

[用途] 适用于培养破伤风杆菌。

19. 硫乙醇酸盐流体培养基

[成分]

胰酶酪胨	15g
酵母浸出粉	5g
葡萄糖	5g
氯化钠	2.5g
硫乙醇酸钠	0.5g
L-胱氨酸	0.25g
刃天青	0.001g
琼脂	0.75g
蒸馏水	1000ml
pH 值	7.2

[制法] 称取成品 29.25g,加热搅拌溶解于 1000ml 蒸馏水中,分装试管,每管 10ml。其分装量与容器高度的比例应符合,培养结束后培养基氧化层(粉红色)不超过培养基深度的 1/2。在 121℃条件下高压灭菌 15min 后迅速冷却。在供试品接种前,培养基氧化层高度不得超过培养基深度的 1/5。否则,须经 100℃水浴加热至粉红色消失(不能超过 20min)迅速冷却,只限加热一次,并应防止被污染。

[用途] 肉毒梭菌及厌氧梭状芽胞杆菌的培养。

20. 支原体琼脂培养基

[成分]

牛心消化液	1000ml
蛋白胨	10g
琼脂粉	14g
无菌小牛血清	20ml
25%鲜酵母浸出液	10ml
1%醋酸铊溶液	2.5ml
青毒素 G 钾盐溶液(200000U/ml)	5.0ml
二性霉素溶液(5g/L)	0.1ml

[制法]

(1) 取上述牛心消化液 1000ml 与蛋白胨 10g,琼脂粉 14g 混合,加热溶解。

(2) 用脱脂棉过滤,滤后分装于烧瓶中,调节 pH 值至 7.6~7.8。每瓶 70ml,在 121℃条件下高压蒸汽灭菌 20min 后备用。

(3) 用前加热溶解上述琼脂溶液,冷却至 80℃左右,无菌加入预温(37℃)的无菌小牛血清 20ml,25%鲜酵母浸液 10ml,1%醋酸铊溶液 2.5ml,青霉素 G(200000U/ml)5ml,使用二性霉素(5g/L)0.1ml,充分混合后倒平板,放 4℃条件下备用。

[用途] 用于分离支原体。

牛心消化液的制备:

取牛心碎肉 250g、氯化钠 5g 和蒸馏水 900ml 混合,另取胰蛋白酶 2.5g 溶解于 0.5%氯化钠溶液 100ml 中,然后与上述肉液混合,于 50~60℃搅拌消化 2h,消化后用双层纱布过滤,滤液煮沸 5min,加入酵母浸膏 1g,混匀。冷却后加入 15%氢氧化钠溶液约 10ml,调整 pH 值至 8.0。分装于瓶中,在 121℃条件下高压灭菌 15min 后备用。

21. 马铃薯、胡萝卜琼脂培养基

[成分]

胡萝卜	20g
马铃薯	20g
琼脂	15g
蒸馏水	1000ml

[制法]

(1) 将胡萝卜与马铃薯洗净去皮切碎，与蒸馏水 700ml 混合，煮沸至约留 500ml 时，用脱脂棉过滤。

(2) 将琼脂 15g 置于 500ml 蒸馏水内，加热溶化。

(3) 将溶化之琼脂与上述胡萝卜与马铃薯滤液混合，分装于适当容器内。

(4) 用高压蒸汽在 121℃ 条件下灭菌 20min。

(5) 倾注成平板或做成斜面备用。

[用途]　用于观察念珠菌及念珠菌样真菌色泽、假菌丝及厚膜孢子。

22. M-H 肉汤（MHB）

[成分]

牛肉粉	2g
可溶性淀粉	1.5g
酸水解酪蛋白	17.5g
蒸馏水或去离子水	1000ml

[制法]　称取本品 21.0g，加热溶解于 1000ml 蒸馏水中，在 121℃ 条件下高压灭菌 15min 后备用。

[用途]　用于抗生素敏感试验。

23. 水解酪蛋白琼脂培养基（M-H）

[成分]

琼脂	17g
牛肉浸出粉	3g
可溶性淀粉	1.5g
酸水解酪蛋白（酶解酪素）	17.5g

[制法]　称取本品 38g，加入蒸馏水或去离子水 1000ml，搅拌加热煮沸至完全，以 1mol/L NaOH 溶液调节培养基 pH 值至 7.4。分装三角烧瓶，置 121℃ 条件下高压灭菌 20min 后备用。

[用途]　用于抗生素敏感试验。

24. 平板计数琼脂（含糖琼脂 PCA）

[成分]

胰蛋白胨	5g
酵母浸粉	2.5g
葡萄糖	1g
琼脂	15g
最终 pH 值 7.2	

[制法]　称取平板计数琼脂 47.9g，加入蒸馏水或去离子水 1000ml，搅拌加热煮沸至完全溶解，分装三角烧瓶，在 115℃ 条件下高压灭菌 15min 后备用。

[用途]　细菌总数检测用培养基。

25. 改良高氏一号

[成分]

可溶性淀粉	20g
KNO_3	1g
KH_2PO_4	0.5g
$MgSO_4 \cdot 7H_2O$	0.5g
NaCl	0.5g
螯合 $FeSO_4$	0.01g
琼脂	20g
蒸馏水或去离子水	1000ml
最终 pH 值 7.4	

[制法] 称取本品 37.0g，加热溶解于 1000ml 蒸馏水中，在 115℃条件下高压灭菌 30min。冷却至 50～55℃时，每 300ml 培养基中加入 3% 重铬酸钾溶液 1ml，混匀，倾注无菌平皿。

[用途] 用于分离培养各种放线菌。

26. 营养肉汤 (NB)

[成分]

蛋白胨	10g
牛肉粉	3g
氯化钠	5g
pH 值 7.4	

[制法] 称取本品 18.0g，加热溶解于 1000ml 蒸馏水中，分装三角瓶或试管，在 121℃条件下高压灭菌 15min 后备用。

[用途] 一般细菌培养、转种、复苏、增菌等。

附录4 常用染色液的配制

1. 革兰染液

(1) 结晶紫染液

甲液：结晶紫	2.0g	
95％乙醇	20.0ml	
乙液：草酸铵	0.8g	
蒸馏水	80.0ml	

甲、乙两液混合后，以滤纸滤过48小时后应用。

(2) 卢戈碘液

碘	1.0g
碘化钾	2.0g
蒸馏水	300ml

先将2g碘化钾溶于5ml蒸馏水内，溶后加碘1g，摇匀，使碘完全溶于碘化钾中，然后加蒸馏水稀释至300ml。

(3) 95％乙醇

(4) 稀释复红染液

碱性复红乙醇饱和液：

碱性复红	10g
95％乙醇	100ml

石炭酸复红液：

碱性复红乙醇饱和液	10ml
5％石炭酸水溶液	90ml

稀释复红染液：

石炭酸复红染液	10ml
5％石炭酸水溶液	90ml

2. 姜-尼（Zichl-Neelsen）抗酸染液

(1) 石炭酸复红染液：碱性复红4g，溶于95％乙醇100ml，制成饱和溶液（贮存液）。再取该饱和液10ml与5％石炭酸溶液90ml混匀即成。

(2) 3％盐酸乙醇液：浓盐酸3ml加入95％乙醇至100ml中即成。

(3) 吕氏亚甲蓝染色液：亚甲蓝2g溶于95％乙醇100ml中，制成饱和液。再取该饱和液30ml与0.01％氢氧化钾水溶液100ml混合均匀即成。

3. 冯塔纳与曲朋特二氏螺旋体染液

(1) 罗吉（Ruge）固定液

冰醋酸	1ml
甲醛	2ml
蒸馏水	100ml

  (2) 鞣酸媒染剂

鞣酸	5g
石炭酸	1g
蒸馏水	100ml

  (3) 冯塔纳银溶液

硝酸银	5g
蒸馏水	100ml

  硝酸银液在临用前取20ml放一瓶中,然后滴加10%氨液,至所生之棕色沉淀经摇动后恰能完全重新溶解为止。如此时溶液甚澄清,则再加入硝酸银溶液数滴,至溶液摇匀后,仍能显示轻度浑浊为度。染标本时须将滴好之银液,经1∶50或更高比例稀释后用。

4. 瑞氏-吉姆萨染液

瑞氏染粉	0.3g
吉姆萨染粉	0.03g
甲醇	100ml

  将两种粉末放入乳钵中,加入少量甲醇,充分研磨使粉末溶解,未溶解的再加入少量甲醇研磨,直至染料完全溶解,甲醇全部用完为止。置棕色磨口瓶中保存。瓶口盖紧,以免甲醇挥发或氧化成甲酸。新配置的染料偏碱,放置越久染色越好。

5. 0.4%酚红液

  称取0.4g酚红置研钵中研碎,逐渐加入0.1mol/L NaOH不断研磨,直到所有的颗粒几乎完全溶解后,再加入0.1mol/L NaOH 11.28ml,然后倒入容量瓶中,并加蒸馏水至100ml,棕色瓶保存备用。

6. 细菌荚膜染色液

结晶紫染色液	35ml
蒸馏水	65ml
硫酸铜	20g
蒸馏水	100ml

  ※结晶紫染色液:

结晶紫	14g
95%乙醇	100ml

  取此饱和液20ml与1%草酸铵水溶液80ml混合即成。

7. 细菌鞭毛染色液

  (1) 钾明矾   20g

  蒸馏水   100ml

  (2) 石炭酸   5g

  蒸馏水   100ml

  (3) 鞣酸   20g

  蒸馏水   100ml

  A液:取钾明矾液20ml,石炭酸液50ml,鞣酸液20ml加温溶解。

  B液:复红乙醇饱和液。

碱性复红	4g
95%乙醇	100ml

  取A液9份和B液1份混合后立即过滤,滤液放置6h后,使用最佳。

8. 细菌芽胞染色液

（1）石炭酸复红液：碱性复红 4g，溶于 95％乙醇 100ml，制成饱和溶液（贮存液）。再取该饱和液 10ml 与 5％石炭酸溶液 90ml 混匀即成。

（2）碱性亚甲蓝液：亚甲蓝 2g 溶于 95％乙醇 100ml 中，制成饱和液。再取该饱和液 30ml 与 0.01％氢氧化钾水溶液 100ml 混合均匀即成。

（3）95％乙醇

9. 真菌染色液

结晶酚（石炭酸结晶）	20g
甘油	40ml
乳酸	20ml
棉蓝	0.05g
蒸馏水	20ml

徐徐加热，溶解后加入棉蓝 0.05g，必要时过滤。

附录5 常用溶液的配制

1. Alsever 红细胞保存液

NaCl	4.2g
葡萄糖	20.5g
柠檬酸钠	8.0g
柠檬酸	5.5g

将上述试剂加蒸馏水 1000ml，加热溶解后，经 113℃ 高压蒸汽灭菌 15min，在 4℃ 条件下保存备用。

2. 无 Ca^{2+}、Mg^{2+} Hanks 液

NaCl	4.5g
KCl	0.2g
$NaHCO_3$	0.175g
$Na_2HPO_4 \cdot 12H_2O$	0.076g
KH_2PO_4	0.03g
葡萄糖	0.5g
0.4％酚红	2.5ml

将上述成分依次溶解或加入到双蒸水中，最后补加双蒸水至 500ml，以 5.6％$NaHCO_3$ 调整 pH 值至 7.2，在 113℃ 条件下高压灭菌 15min，置 4℃ 冰箱中保存备用。

3. Hanks 液（原液）

原液甲：

（1）
NaCl	160g
KCl	8g
$MgSO_4 \cdot 7H_2O$	2g
$MgCl_2 \cdot 6H_2O$	2g

上述试剂加入 1000ml 双蒸水中溶解，在 113℃ 条件下 15min 高压灭菌备用。

（2） $CaCl_2$ 2.8g 溶于 100ml 双蒸水中。在 113℃ 条件下 15min 高压灭菌后备用，使用前按比例加入。

原液乙：

（1）
$Na_2HPO_4 \cdot 12H_2O$	3.04g
KH_2PO_4	1.2g
葡萄糖	20g

上述试剂加入 800ml 双蒸水中溶解。

（2） 0.4％酚红溶液 100ml

上述二液混合，加双蒸水至 1000ml，在 113℃ 条件下 15min 高压灭菌备用。

Hanks 液使用液：原液甲 1 份、原液乙 1 份、双蒸水 18 份滤过，在 113℃ 条件下高压灭菌 15min，放 4℃ 冰箱中保存，使用前以 5.6％$NaHCO_3$ 调整 pH 值至 7.2。

※0.4％酚红溶液：

称取 0.4g 酚红置研钵中研碎，逐渐加入 0.1mol/LNaOH 并不断研磨，直到所有的颗粒几乎完全溶解，加入 0.1mol/L NaOH 10ml，然后倒入容量瓶中，并加蒸馏水至 100ml，棕色瓶保存备用。

4. 血液抗凝剂

（1）柠檬酸钠抗凝剂

柠檬酸钠　　　　3.8g

蒸馏水　　　　　100ml

混合摇匀，在 121℃ 条件下高压灭菌 20min，备用。（此抗凝剂 1ml 剂量抗凝 5ml 血液）

（2）肝素抗凝剂

肝素钠　　　　　1g

蒸馏水　　　　　100ml

混合摇匀，每管分装 0.2ml，经 100℃ 烘干，抗凝剂量为 10～15ml。肝素钠注射液，每毫升含肝素 12500U，相当于 125mg。

（3）乙二胺四乙酸二钾（EDTA-K_2）抗凝剂

最适抗凝剂量为每毫升血液应用 K_2EDTA·$2H_2O$（相对分子质量 404.4）3.7～5.4μmol（1.5～2.2mg）。

5. pH7.2 Tris-NH_4Cl 溶液（红细胞崩解液）

Tris（三羟甲基氨基甲烷）　　　　10.3g

NH_4Cl（氯化铵）　　　　3.735g

加双蒸水至 500ml，用浓 HCl 调节 pH 值至 7.2，在 115℃ 条件下高压灭菌 15min 后，置 4℃ 下保存。

6. 0.05mol/L pH8.6 巴比妥缓冲液

巴比妥　　　　1.84g

巴比妥钠　　　　10.3g

加蒸馏水 200ml 加热溶解。

叠氮钠　　　　0.2g

加蒸馏水溶解，并补加到 1000ml。

7. 样品稀释液 pH7.4 洗涤液-0.25% BSA

称取 BSA 2.5g，加入 pH7.4 洗涤液 1000ml 中即为实验样品稀释液。

8. pH6.4、1/15mol/L 磷酸盐缓冲液（PBS）

（1）1/15mol/L 磷酸二氢钾溶液

KH_2PO_4　　　　　　　　9.04g

蒸馏水加至 1000ml

（2）1/15mol/L 磷酸氢二钠溶液

Na_2HPO_4·$2H_2O$　　　　11.87g

（或 Na_2HPO_4·$12H_2O$）　　23.86g

蒸馏水加至 1000ml

（3）pH6.4、1/15mol/L 磷酸盐缓冲液（PBS）

1/15mol/L 磷酸二氢钾溶液　　　73ml

1/15mol/L 磷酸氢二钠溶液　　　27ml

加入 NaCl 0.5g 混匀溶解即可。

9. pH 7.4、0.01mol/L 磷酸盐缓冲液（PBS）

0.2mol/L　Na_2HPO_4（Na_2HPO_4·$12H_2O$ 71.6g 加蒸馏水至 1000ml）

0.2mol/L　NaH_2PO_4（NaH_2PO_4·$2H_2O$ 35.6g 加蒸馏水至 1000ml）

取 0.2mol/L Na_2HPO_4 81.0ml 加 0.2mol/L NaH_2PO_4 19ml，再加 1900ml H_2O 和 17g NaCl 即为 pH7.4

0.01mol/L PBS。

10. 洗涤液 pH 7.4、0.01mol/L PBS-Tween 20

pH7.4、0.01mol/L PBS	1000ml
Tween 20	1ml

即为 ELISA 试验洗涤液

11. pH9.6、0.05mol/L 碳酸盐缓冲液

Na_2CO_3	1.59g
$NaHCO_3$	2.93g

加蒸馏水至 1000ml。ELISA 实验包被用。

12. 封闭液 pH7.4、0.01mol/L PBS-1% BSA

取 BSA 1g 加入 pH 7.4、0.01mol/L PBS 至 100ml 即可。ELISA 实验封闭用。

13. pH 5.0 磷酸-柠檬酸缓冲液

0.2mol/L Na_2HPO_4 (28.4g/L)	25.7ml
0.1mol/L 柠檬酸 (19.2g/L)	24.5ml

加蒸馏水至 100ml 即为 pH5.0 磷酸-柠檬酸缓冲液。

14. 底物溶液

在 pH 5.0 磷酸-柠檬酸缓冲液中加入邻苯二胺 (终浓度为 1mg/ml),其后在此缓冲液中再加入 (1ml 缓冲液加 30% H_2O_2 1μl),溶解后即为 ELISA 底物液,临用前配制,避光保存。

15. 2mol/L 硫酸终止液

取 1ml 36mol/L 的浓 H_2SO_4 缓缓加入 18ml 蒸馏水内即为 2mol/L 硫酸终止液,用于 ELISA 实验终止反应。

16. FACS 缓冲液

NaCl	8g
Na_2HPO_4	1.16g
KH_2PO_4	0.2g
KCl	0.2g
NaN_3	1g
小牛血清	20ml

溶于 1000ml 双蒸水中。

17. Ficoll 淋巴细胞分层液

6% 聚蔗糖 2 份,34% 泛影葡胺 1 份。混匀,用比重计测相对密度为 1.077±0.001。高于 1.078 时,加适量 6% 聚蔗糖校正;低于 1.076 时,加适量 34% 泛影葡胺校正。分层液经 G6 除菌器除菌或在 115℃ 条件下高压灭菌 15min。放 4℃ 冰箱中可保存 3 个月。

18. RPMI-1640 培养液

(1) 不完全 RPMI-1640 培养基

Hepes	5.95g
RPMI-1640	10.40g
丙酮酸钠	0.11g
L-谷氨酰胺	0.367g
$NaHCO_3$	2.10g
2-ME (4.8×10^{-5} mol/L)	3.4ml

庆大霉素	100U/ml
DDW	1000ml

或称取不完全 RPMI-1640 干粉 10.40g，加三蒸水 1000ml。按顺序分别溶解，待完全溶解，G6 漏斗过滤除菌，不完全分装后置−20℃条件下保存，6 个月内使用有效。用前应做无菌试验。

(2) 完全 RPMI-1640 培养基

不完全 RPMI-1640	900ml
灭活 NBS 或 FCS	100ml

混匀，过滤除菌，分装，4℃或−20℃条件下保存。

19. DMEM 培养液

(1) 成分（mg/L）：无水氯化钙（116.6）、L-亮氨酸（59.05）、亚油酸（0.042）、五水硫酸铜（0.0013）、L-赖氨酸盐酸盐（91.25）、硫辛酸（0.105）、九水硝酸铁（0.05）、L-蛋氨酸（17.24）、酚红（8.1）、七水硫酸亚铁（0.417）、L-苯丙氨酸（35.48）、1，4-丁二胺二盐酸盐（0.081）、氯化钾（311.8）、L-丝氨酸（26.25）、丙酮酸钠（55）、氯化镁（28.64）、L-苏氨酸（53.45）、维生素 H（0.0035）、无水硫酸镁（48.84）、L-丙氨酸（4.45）、D-泛酸钙（2.24）、氯化钠（6999.5）、L-天门冬酰胺（7.5）、氯化胆碱（8.98）、无水磷酸二氢钠（54.35）、L-天门冬氨酸（6.65）、叶酸（2.65）、磷酸氢二钠（71.02）、L-半胱氨酸盐酸盐（17.56）、i-肌醇（12.6）、七水硫酸锌（0.432）、L-谷氨酸（7.35）、烟酰胺（2.02）、L-精氨酸盐酸盐（147.5）、L-脯氨酸（17.25）、盐酸吡哆醛（2）、L-胱氨酸盐酸盐（31.29）、L-色氨酸（9.02）、盐酸吡哆醇（0.031）、L-谷氨酰胺（365）、L-酪氨酸（38.4）、核黄素（0.219）、甘氨酸（18.75）、L-缬氨酸（52.85）、盐酸硫胺（2.17）、L-组氨酸盐酸盐（31.48）、D-葡萄糖（3151）、胸苷（0.365）、L-异亮氨酸（54.47）、次黄嘌呤（2）、维生素 B_{12}（0.68）。

(2) 配制方法

1) 将一袋培养基全部倒入一容器中，用少量注射用水将袋内残留培养基洗下，并入容器。加三蒸水（水温 20～30℃）到 950ml，轻微搅拌溶解。

2) 加入 2.438g 碳酸氢钠。

3) 轻微搅拌溶解，加三蒸水至 1L。

4) 用 1mol/L 氢氧化钠溶液或 1mol/L 盐酸溶液调节 pH 值至所需值。

5) 用 0.22μm 滤膜正压过滤除菌。

6) 溶液应在 2～8℃条件下避光保存。

20. IMDM 培养液

IMDM 干粉	17.70g
$NaHCO_3$	3.024g
0.1M 2-ME	0.5ml

（0.1M 2-ME 配制：2-巯基乙醇原液 70μl，加三蒸水至 14ml。）

庆大霉素	100U/ml
DDW	1000ml
灭活小牛血清	100ml

称取 IMDM 干粉 17.7g（1 袋），加三蒸水至 1000ml，不断搅动，加入 $NaHCO_3$ 3.024g、0.1mol/L 2-巯基乙醇 0.5ml（培养基终浓度为 50μmol/ml）、庆大霉素 100U/ml。用 G6 玻璃滤器滤过除菌，然后分装于灭菌小瓶中，在−20℃以下温度保存。临用前加入 5%小牛血清制备成完全细胞培养液备用。

※取注射用青霉素 G 钾 100 万 U，硫酸链霉素 1.0g，用三蒸水 10ml 溶解，再加三蒸水至 20ml，即为含青霉素 50000U/ml、链霉素 50mg/ml 的双抗贮存液。在−20℃以下温度冰冻保存。

21. 白细胞稀释液

冰醋酸	15ml
双蒸水	1000ml
结晶紫溶液	0.2ml

22. 巨噬细胞裂解液

无水乙醇	50ml
100mmol/L 醋酸	50ml

23. 0.5%台盼蓝溶液

台盼蓝	0.5g
磷酸缓冲液 pH7.3	100ml

混合溶解后滤纸过滤，室温保存。

0.5%台盼蓝溶液	10μl
细胞悬液	1ml

混匀后低倍显微镜下计数活细胞数量。

24. 清洁液的配制

清洁液分高、中、低液 3 种。

(1) 低浓度清洁液

重铬酸钾	100g
水	750ml
硫酸	250ml

(2) 中浓度清洁液

重铬酸钾	60g
水	300ml
硫酸	460ml

(3) 高浓度清洁液

重铬酸钾	100g
水	200ml
硫酸	800ml

先将重铬酸钾倒入所需自来水中，然后加入浓硫酸，边加硫酸边用玻璃棒搅拌。由于加入浓硫酸后产生高热，故加酸时要慢，容器应用耐酸耐高温塑料或陶器制品。

配制好的清洁液，应存于有盖的玻璃容器内。需要浸泡的玻璃器皿一定要干燥，如果清洁液经过长期使用已呈黑色，表明已经失效，不宜再用。由于清洁液有强腐蚀性，故操作时要十分注意。

25. 欧立希试剂（靛基质试剂）

[成分]

正戊醇	150ml
浓盐酸	50ml
对二甲基氨基苯甲醛	10g

[制法] 将对二甲基氨基苯甲醛加入正戊醇内，使其溶解。将浓盐酸一滴滴慢慢加入，边加边摇，不能加得太快，以致温度升高，溶液颜色变深。

[用途] 测定靛基质试验用。

26. 培氏试剂

[成分]

甲液　6‰α萘酚无水乙醇溶液，取α萘酚6g溶于无水乙醇100ml中。

乙液　40％氢氧化钾溶液，取40g氢氧化钾溶于蒸馏水100ml中。

[用法]　在接种了细菌并经48h培养的葡萄糖蛋白胨水中先添加甲液1ml，再加乙液0.4ml，在15min到4h内显红色者为阳性反应。

[用途]　测定V-P试验用。

27. 甲基红试剂

[成分]

甲基红	0.1g
蒸馏水	200ml
95％乙醇	300ml

[用途]　测定甲基红试验用。

28. 细胞冻存液

20％小牛血清营养液（血清浓度可加大），加入10％二甲基亚砜（DMSO）即成。DMSO不用灭菌，无菌配制即可。

冻存细胞悬液中细胞数为$(1\sim5)\times10^6$/ml，每只冻存管放1ml，做好标记，立即放入4℃冰箱中2小时，$-30℃$ 6小时或过夜，然后放入$-80℃$冰柜内长期保存。

附录6 微生物菌种的保藏

菌种保藏（spawn preservation）是根据菌种的遗传性能和生理、生化特征，人为地创造环境条件，使优良菌株稳定地保存，使其保存后不死亡、不变异、不被杂菌污染，并保持其优良性状，以利于生产和科研应用。菌种保藏的基本原理是采用低温、干燥或缺氧等条件，抑制微生物的代谢作用，使其生命活动降低到极低的程度或处于休眠状态，从而延长菌种生命及使菌种保持原有的优良性状，防止变异。

菌种保藏的方法很多，主要有传代培养保藏法、液状石蜡覆盖保藏法、载体保藏法、寄主保藏法、液氮超低温保藏法、冷冻干燥保藏法、真空干燥保藏法、甘油管冷冻保藏法、菌丝球保藏法等。

1. 传代培养保藏法　此法为实验室最常用的一种保藏方法，主要适用于细菌、放线菌、酵母菌、大型食药用真菌等的保藏。如斜面培养、穿刺培养、疱肉培养基培养（保存厌氧细菌用）等。将需要保藏的菌种在适宜的斜面培养基上，适温培养，当细菌或菌丝健壮地长满斜面时取出，放于3～5℃低温干燥处或4～6℃冰箱内保存。保藏时间依微生物的种类而不同，真菌、放线菌、大型食药用真菌及有芽胞的细菌2～4个月移种一次。酵母菌2个月移种一次；细菌0.5～1个月移种一次。该方法优点是操作简单，使用方便，不需特殊设备；缺点是菌种容易产生变异、退化，污染杂菌的机会多。培养管若用硅胶塞，可用干净的硫酸纸或牛皮纸包扎其上，既可减少污染的机会，也可防止培养基干燥。

2. 液状石蜡覆盖保藏法　此法是在斜面培养物和穿刺培养物上面覆盖灭菌的液状石蜡，既可防止因培养基水分蒸发而引起菌种死亡，又可以阻止氧气进入从而减弱菌种的代谢作用。主要适用于真菌、酵母菌、大型食药用真菌、放线菌及需氧型细菌等的保藏。用其方法，真菌、放线菌、大型食药用真菌、芽胞细菌可保藏2年以上，酵母菌可保藏1～2年，一般无芽胞细菌可保藏1年。该方法的优点是制作简单，无需特殊设备，不需要经常移种，能有效控制菌种产生变异、退化，污染杂菌的机会；缺点是保存时必须直立放置，所占空间较大，不便携带。操作方法是取化学纯液状石蜡（要求不含水分、不霉变）装于锥形瓶中，加塞硅胶塞并用牛皮纸或硫酸纸包扎其外，在1kg/cm² 压力下灭菌30～60min，再放入40℃恒温箱中数天，以蒸发其中水分，至石蜡油完全透明，备用。将处理好的石蜡油移接在空白斜面上，在28～30℃下培养2～3d，证明无杂菌生长方可使用。用无菌操作的方法把液状石蜡注入待保藏的斜面菌种试管中。注入量以高出培养基斜面1～1.5cm，塞上橡皮塞，用固体石蜡融化封口，直立于低温干燥处保藏。

3. 载体保藏法　此法是使菌种孢子吸附在适当的载体（砂子、土壤、麸皮、大米、小米、麦粒等）上进行干燥保藏的方法。是利用载体创造的干燥条件，使那些能产孢子和芽胞的微生物达到菌种保藏目的。适用于产孢子的真菌、放线菌、大型食药用真菌以及有芽胞细菌，常用的是砂土管保藏法。这种保藏方法简便，微生物转接方便，保藏时间较长，制备好的砂土管用石蜡封口，在低温下可保藏2～10年。以砂土法为例，操作方法是取河沙用水浸泡洗涤数次，过60目筛，再用10%盐酸浸泡2～4h，除去其中有机物质，再用水冲洗至中性，烘干备用。同时取贫瘠土或菜园土用水浸泡，使之呈中性，沉淀后弃去上清液，烘干，碾细，过100目筛。将处理好的砂与土以（2～4）∶1混匀，然后分装小试管或安瓿内，每管装量0.5～2g，塞棉塞，用纸包扎灭菌（1.5kg/cm²，1h），再干热灭菌（160℃，2～3h）1～2次，进行无菌检验，合格后使用。将已经形成孢子的斜面菌种，在无菌条件下注入无菌水3～5ml，刮菌苔，制成菌悬液，再用无菌吸管吸取菌液滴入砂土管中，以浸透砂土为止。将接种后的砂土管放入盛有干燥剂的真空干燥器内，接上真空泵抽气数次，至砂土干燥为止。真空干燥操作需在孢子接入后48h内完成，以免孢子发芽。制备好的砂土管用石蜡封口，在低温下保藏。

4. 寄主保藏法　此法用于目前尚不能在人工培养基上生长的微生物，如病毒、立克次体、螺旋体等。它们必须在活的动物、昆虫、鸡胚内感染并传代。

5. 液氮超低温保藏法　此法是菌种以甘油、二甲基亚砜等作为保护剂，在液氮超低温（−196℃）下保藏的方法。一般微生物在−130℃以下新陈代谢活动就完全停止了，因此该方法比其他任何保藏方法都要优越，被世界公认为防止菌种退化的最有效方法，保藏时间长，一般可保存数年或数十年。适用于各种微生物菌种的保藏。缺点是需要特殊设备。操作方法是首先将要保藏的菌种制成菌悬液备用；其次是准备安瓿，每瓶加入0.8ml冷冻保护剂10％（体积比）甘油蒸馏水溶液，塞硅胶塞灭菌（1kg/cm²，5min）。无菌检查后，接入要保藏的菌种，火焰熔封瓶口，检查是否漏气，将封好口的安瓿放在冻结器内，以每分钟下降1℃的速度缓慢降温，使保藏品逐步均匀地冻结，直至−35℃，以后冻结速度就不需要控制。安瓿冻结后立即放入液氮罐，在−150～−196℃保藏。

6. 冷冻干燥保藏法　此法是微生物在冷冻、减压状态下利用升华现象除去水分，使微生物细胞的生理活动停止的保藏方法。是在干燥、缺氧、低温条件下保藏菌种，微生物代谢活动基本停止而处于休眠状态。菌种不易发生变异，保藏时间长，一般可保存数年或数十年。适用于大多数微生物的保存，一些不产孢子的丝状真菌不宜采用此法。但设备和操作都比较复杂。操作方法是将已培养、生长丰富的菌体或孢子悬浮于灭菌的血清、卵白、脱脂奶中制成菌悬液，将悬液以无菌操作分装于灭菌的玻璃安瓿中，每管0.3～0.5ml，然后用耐压橡皮管与冷冻干燥装置连接，安瓿放在冷冻槽中于−40～−30℃迅速冷冻，并在冷冻状态下真空干燥，在真空状态下熔封安瓿，在−20℃条件下保存。

7. 真空干燥保藏法　即菌种不经冷冻，在常温下直接真空干燥的保藏方法。适用于细菌、放线菌、酵母菌和噬菌体的保藏，不适用于丝状真菌。保藏菌种不需传代，不易发生退化。

8. 甘油管冷冻保藏保藏法　菌体添加终浓度为15％甘油后进行保藏。可分为低温冰箱（−30～−20℃，−80～−50℃）、干冰酒精快速冻结（约−70℃）和液氮（−196℃）等保藏法。此方法是应用最广的微生物保藏方法之一，方法操作简单。操作方法是挑取单菌落，接种到适当的培养基中，适当温度下振荡培养到对数生长后期。吸取0.8ml培养液，添加0.2ml 80％无菌甘油，混合。直接放到−80℃低温冰箱中保存。需要菌种恢复培养时，可直接从冰箱中取出，在平板上划线，然后培养，分离单菌落。

9. 菌丝球保藏法　利用特殊物质为媒介保存菌丝球的方法。常用的媒介有生理盐水、蒸馏水、各种营养液等。适用于大型食药用真菌。操作方法是取对数生长期的菌丝球4～5个，放入经灭菌的盛有5ml媒介的试管里，用无菌胶塞塞紧试管口，在4℃冰箱中或室温下保藏，可保藏1～3年。使用时可直接从试管中挑取1个菌球，接到新鲜培养基上即可。

附录 7 常用实验动物及基本技术

一、常用实验动物及其捉取与固定

1. 小鼠 小鼠一般不会咬人，但取用时动作也要轻缓。先用右手抓住鼠尾提起，放在实验台等粗糙表面，在其向前爬行时，用左手的拇指和示指抓住小鼠的两耳和头颈部皮肤，然后将鼠体置于左手心中，把后肢拉直，用左手的无名指及小指按住尾巴和后肢，前肢可用中指固定，即可作注射或其他实验操作（附图 1）。

2. 大鼠 大鼠的牙齿很尖锐，不要突然袭击式地去抓它，这样容易咬伤手指。初学者应戴上较厚的棉布手套，其抓取动作与小鼠相似，右手轻轻抓住大鼠的尾巴向后拉，左手抓紧鼠两耳和头颈部的皮肤，并将鼠固定在左手中，右手即可进行操作（附图 2）。

如果需要长时间固定做手术时，可参照固定兔的方法，将鼠固定在大鼠固定台上。

3. 豚鼠 先用手掌以稳准的手法迅速扣住豚鼠背部，抓住其肩胛上方，将手张开，用手指握住颈部或握住身体的四周，再拿起来。怀孕或体重较大的豚鼠，应以另一手托其臀部（附图 3）。

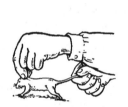 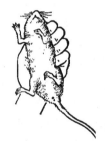 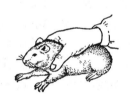

附图 1　小鼠抓取　　　附图 2　大鼠　　　　　附图 3　豚鼠的抓取方法
　　　　方法　　　　　　　抓取方法

4. 家兔 从笼中捉兔时，先轻轻打开笼门，勿使其受惊，随之用手伸入笼内，从头前阻拦，兔便匍匐不动。此时用右手把两耳轻压于手心内，抓住颈部的被毛和皮，提起兔，然后用左手托住它的臀部，兔身的重量大部分落入左手上。

切忌用手抓家兔的两耳、提抓腰部或背部。实验工作中常用兔作采血、静脉注射等用，所以家兔的两耳应尽量保持不受损伤（附图 4～6）。

5. 狗 要用特制的钳式长柄狗夹夹住狗颈部，注意不要夹伤嘴和其他部位。夹住颈后，使狗头向上，颈部拉直，然后套上狗链。

急性实验用狗，可用狗夹夹住狗颈部后，将它压倒在地，由助手将其四肢固定好，剪去前肢或后肢皮下静脉部位的被毛，静脉注射麻醉药使动物麻醉后，即可进行实验。

二、实验动物用药量的确定和计算方法

1. 实验动物用药量的计算方法 动物实验所用的药物剂量，一般按 mg/kg 或 g/kg 计算，应用时须从已知药液的浓度换算出相当于每千克体重应注射的药液量（毫升数），以便给药。

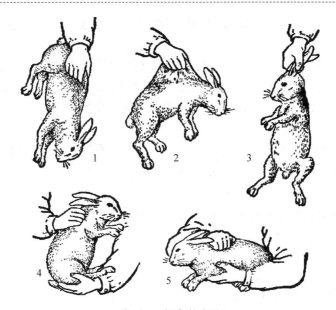

附图 4　抓兔的方法

注：1，2，3 均不正确；4，5 为正确的提取方法

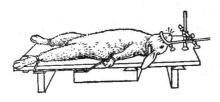
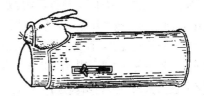

附图 5　固定台固定兔的方法　　　　附图 6　兔盒固定兔方法

2. 人与动物的用药量换算方法　人与动物对同一药物的耐受性是相差很大的。一般来说，动物的耐受性要比人大，也就是单位体重的用药量动物比人要大。人的各种药物的用量在很多书上可以查到，但动物用药量可查的书较少，而且动物用的药物种类远不如人用的那么多。

故而有必要进行动物之间给药剂量的换算。

各动物的标准体重：

人：60kg；小鼠：20g；大鼠：150g；豚鼠：400g；家兔：1.8kg；犬：10.0kg

以标准体重动物之间的换算系数为（设人为 1.00，单位 mg/kg）：

小鼠：12.33；大鼠：6.17；豚鼠：4.63；家兔：3.08；犬：1.85

三、实验动物的给药途径和方法

（一）皮下注射

皮下注射较简单，一般都取背部及后腿皮下。注射时用左手拇指及示指轻轻捏起皮肤，右手持注射器将针头刺入，固定后即进行注射。

某些动物背部皮肤注射器针头不易进入，硬进容易折断针头，故给这些动物作皮下注射时不应选背部皮肤。

一般狗、猫多在大腿外侧；豚鼠在后大腿内侧或小腹部；大鼠可在侧下腹部。兔在背部或耳根部注射。

（二）腹腔注射

狗、猫、兔等动物腹腔内注射，可由助手抓住动物，使其腹部向上，在腹部下 1/3 处略靠外侧（避开肝和膀胱）将注射器针头垂直刺入腹腔，然后将针筒回抽，观察是否插入脏器或血管，在准确断定已插入腹腔时，可固定针头，进行注射。

大鼠、小鼠一般一人即可注射：以左手大拇指与示指执住鼠两耳及头部皮肤，腹部向上，将鼠固定在手掌间，必要时，以左手无名指及小指夹住鼠尾；右手持连有 5 号针头的注射器，将针头从下腹部朝头方向刺入腹腔，回抽无回血或尿液，表示针头未刺入肝、膀胱等脏器，即可进行注射。

（三）肌内注射

肌内注射部位要选择肌肉丰满或无大血管通过的肌肉，一般采用臀部。针头回抽无血即可注射。

给小鼠、大鼠作肌内注射时，将针头刺入大腿外侧肌肉，将药液注入。

（四）静脉注射

1. 大鼠、小鼠尾静脉注射　鼠尾静脉血管分布有一定特点：鼠尾左右两侧是两根尾静脉，其位置比较固定，容易注入。

尾静脉注射的要点：

（1）注射前尾静脉一定要尽量充血；

（2）要用较细的针头（4.5 号或 5 号）；

（3）针头刺入后，一定要使其与血管走行方向平行；

（4）当针头进入顺利无阻时，必须把针头和鼠尾固定好，不要晃动，以免出血造成血肿或溶液溢出；

（5）注射部位尽量选用尾静脉下 1/3 处，因此处皮薄，血管较易注入。

2. 家兔耳缘静脉注射　拔去耳缘部被毛，用手指弹动兔耳，促进静脉充血。然后用左手拇指和示指压住耳根端，待静脉血液充盈后，针头由接近耳尖部刺入静脉，并顺血管平行方向深入 1cm，将针头与兔耳固定，即可进行药物注射。注射完毕后，用棉球压住针刺孔，以免出血。

（五）胃内注入方法（灌胃给药法）

1. 大鼠、小鼠　用左手拇指和示指抓住鼠两耳和头部皮肤，其他三指抓住背部皮肤，将鼠抓持在手掌内，固定好动物，右手取注射器进行灌胃。

小鼠所用针头为 16 号针头改制，大鼠用静脉切开针或兽用注射针改制。

灌胃时针头沿鼠口角通过食管进入胃内，然后将药液灌入胃内。灌时如很通畅，则表示针头已进入胃内；如动物有呕吐或强烈挣扎，则表示针头未插入胃内，必须拔出后按上述方法重新操作。

其要点在于动物要固定好，头部和颈部保持很平；进针方向正确，一定要沿着右口角进针，再顺着食管方向插入胃内，绝不可进针不顺，硬向里插，否则会注入肺内，造成死亡。

2. 猫、兔　一般用导尿管代替灌胃管，并最好配以张口器（纺锤形，正中开一小孔）。灌胃时，将动物固定好，把张口器放入上下腭之间，此时动物自然会咬住张口器；实验者用左手抓住动物的口，然后右手取适宜粗细的导尿管，由张口器中央小孔插入，导管经口沿咽后壁慢慢送入食管内。插时动作要轻，防止插入气管。插后可在导管口用一根动物毛试一下有无随动物呼吸毛有摆动现象，如无即表示已进入胃内。在导管口处连接装有药液的注射器，即可慢慢灌入胃内。

（六）使用注射器和吸取药液时的注意事项

（1）注射器必须洗净，针头要尖锐、通气，大小合适。一般小鼠皮下、腹腔、肌内注射用 5.5～6 号针头，静脉注射用 4.5 号或 5 号针头，口服灌胃用 16 号针头；大鼠所用的针头均大 1 号，灌胃用静脉切开针；家兔与大鼠所用针头可相同。

（2）将针头的口用手指堵住，轻轻抽拉针栓，检查针头与针筒是否有漏气现象。

（3）先计算需用药量，再吸取药液。

（4）注射前需排除气泡，调整药液至准确的用量。

四、实验动物的取血方法

（一）大鼠、小鼠

1. 尾静脉　使鼠尾静脉充分充血后，用剪刀剪去尾尖，尾静脉血即可流出，用手轻轻从尾根部向尾尖部挤几下，可以取到数滴血。

2. 眼眶动脉和静脉　用左手抓住鼠，拇指和示指尽量将鼠头部皮肤捏紧，使鼠眼球突出。右手取一无钩弯小镊，在鼠右侧眼球根部将眼球摘去，并将鼠倒置，头向下，此法由于取血过程动物未死，心脏不断在跳动，因此取血量比断头法多，一般可取出 4%～5% 鼠体重的血液量。

3. 后眼眶静脉丛　穿刺部位是在眼球和眼眶后界之间的后眼眶静脉丛。采用特制的硬玻璃吸管，管长 15cm，前端拉成毛细管。取血时，用手从背部捉住动物，同时用示指和拇指握住颈部，利用对颈部所加的轻压力，使头部静脉淤血，将消毒的吸管用抗凝剂湿润其内壁，从内侧眼角将吸管转向前，并轻压刺人，深 4～5mm 就达到后眼眶静脉丛，血液自然进入吸管内。在得到所需血量后，除去加于颈部的压力，同时抽出吸管。

4. 断头　用大鼠断头器或粗剪刀在鼠颈部将鼠头剪掉，实验者立即将鼠颈向下，提起动物，对准准备好的容器，鼠血即可从颈部滴入容器内。

5. 心脏　左手固定鼠，在左侧第 3～4 肋间，用左手示指摸到心搏，右手取注射器选择心搏最强处穿刺。

6. 颈静脉　作一般颈静脉分离手术。颈静脉暴露清楚后，用注射器针头沿静脉平行方向刺人，抽取所需血量，采用此法取血，体重 20g 的小鼠可取 0.6ml 左右，体重 300g 的大鼠可取血 8ml 左右。

（二）家兔和豚鼠

1. 心脏　将兔仰卧固定在手术台上，把左侧胸部相当于心脏的部位的被毛剪去，用碘伏消毒皮肤。实验者用左手触摸左侧第 3～4 肋间，选择心跳最明显处作穿刺。一般由胸骨左缘外 3mm 处将注射针头插入第三肋间隙。穿刺时最好用左手触诊心跳，在触诊的配合下穿刺。

经 6～7 天后，可以重复进行心脏穿刺术。家兔一次可采取全血量的 1/6～1/5。

2. 耳缘静脉　同耳缘静脉注射法，即拔去耳缘部被毛，用手指弹动兔耳，促进静脉充血。然后用左手拇指和示指压住耳根端，待静脉血液充盈后，针头由接近耳尖部刺入静脉，并顺血管平行方向深入 1cm，将针头与兔耳固定，即可取血。

附录 8 显微镜技术

一、荧光显微镜

荧光显微镜（fluorescence microscope）：荧光显微镜是以紫外线为光源，用以照射被检物体，使之发出荧光，然后在显微镜下观察物体的形状及其所在位置。荧光显微镜用于研究细胞内物质的吸收、运输、化学物质的分布及定位等。细胞中有些物质，受紫外线照射后可发荧光；另有一些物质本身虽不能发荧光，但如果用荧光染料或荧光抗体染色后，经紫外线照射亦可发荧光，荧光显微镜就是对这类物质进行定性和定量研究的工具之一。

使用方法如下：

(1) 打开灯源，超高压汞灯要预热 15min 才能达到最亮点。

(2) 透射式荧光显微镜需在光源与暗视野聚光器之间装上所要求的激发滤片，在物镜的后面装上相应的压制滤片。落射式荧光显微镜需在光路的插槽中插入所要求的激发滤片、双色束分离器、压制滤片的插块。

(3) 用低倍镜观察，根据不同型号荧光显微镜的调节装置，调整光源中心，使其位于整个照明光斑的中央。

(4) 放置标本片，调焦后即可观察。使用中应注意：未装滤光片不要用眼睛直接观察，以免引起眼睛的损伤；用油镜观察标本时，必须用无荧光的特殊镜油；高压汞灯关闭后不能立即重新打开，需待汞灯完全冷却后才能再启动，否则会不稳定，影响汞灯寿命。

(5) 观察。例如在荧光显微镜下用蓝紫光滤光片，观察到经 0.01% 吖啶橙荧光染料染色的细胞，细胞核和细胞质被激发产生两种不同颜色的荧光（暗绿色和橙红色）。

注意事项如下：

(1) 严格按照荧光显微镜出厂说明书要求进行操作，不要随意改变程序。

(2) 应在暗室中进行检查。进入暗室后，接上电源，点燃超高压汞灯 5～15min，待光源发出强光稳定后，眼睛完全适应暗室，再开始观察标本。

(3) 防止紫外线对眼睛的损害，在调整光源时应戴上防护眼镜。

(4) 检查时间每次以 1～2h 为宜，超过 90min，超高压汞灯发光强度逐渐下降，荧光减弱；标本受紫外线照射 3～5min 后，荧光也明显减弱；所以，最多不得超过 2～3h。

(5) 荧光显微镜光源寿命有限，标本应集中检查，以节省时间，保护光源。天热时，应加电扇散热降温，新换灯泡应从开始就记录使用时间。灯熄灭后欲再用时，须待灯泡充分冷却后才能点燃。一天中应避免数次点燃光源。

(6) 标本染色后立即观察，因时间久了荧光会逐渐减弱。若将标本放在聚乙烯塑料袋中 4℃ 保存，可延缓荧光减弱时间，防止封裱剂蒸发。长时间的激发光照射标本，会使得荧光衰减和消失，故应尽可能缩短照射时间。暂时不观察时可用挡光板遮盖激发光。

(7) 标本观察时候应采用无荧光镜油，应避免眼睛直视紫外光源。

(8) 电源应安装稳压器，电压不稳会降低荧光灯的寿命。

二、暗视野显微镜

暗视野显微镜（dark field microscope），也叫超显微镜（ultramicroscope）。暗视野显微镜的聚光镜中央有挡光片，使照明光线不直接进入物镜，只允许被标本反射和衍射的光线进入物镜，因而视野的背景是黑的，物体的边缘是亮的。利用这种显微镜能见到小至 4～200nm 的微粒子，分辨率可比普通显微镜高 50 倍。

暗视野显微镜与明视野显微镜相比，除聚光器外其他结构都相同。如果将明视野显微镜的聚光器镜头下方安装一个暗视野光阑，就可以将其改造成一个暗视野显微镜。

暗视野光阑使得只有由标本反射或折射的光线才能进入到物镜中。当光线经过暗视野聚光器时，形成了一个中空的光锥照射在标本上并成像。此时标本周围的视野成黑色，而标本本身被照亮。由于在黑色背景下观察亮的物体总是比在相反条件下所看到的图像更清晰，因此暗视野显微镜更适于观察未染色或难于染色的微生物标本，同时也适用于观察微生物外部轮廓以及判断细胞的运动性。暗视野显微镜的分辨能力也比明视野显微镜要高得多。

使用方法如下：

（1）安装暗视野聚光器（或用厚实的黑纸片制成遮光板，放在普通显微镜的聚光器下方，也能得到暗视野效果）。

（2）选用强光源，一般用显微镜灯照明，以防止直射光线进入物镜。

（3）在聚光器和玻片之间加一滴香柏油，避免照明光线于聚光镜上进行全反射，达不到被检物体，而得不到暗视野照明。

（4）进行中心调节，即水平移动聚光器，使聚光器的光轴与显微镜的光轴严格位于一直线上。升降聚光器，将聚光镜的焦点对准待检物。

（5）选用与聚光器相应的物镜，调节焦距，按普通显微镜的方法操作。

三、相差显微镜

相差显微镜（phase contrast microscope）是荷兰科学家 Zermike 于 1935 年发明的，并因此获得 1953 年诺贝尔物理奖，用于观察未染色标本的显微镜。活细胞和未染色的生物标本，因细胞各部细微结构的折射率和厚度的不同，光波通过时，波长和振幅并不发生变化，仅相位发生变化（振幅差），这种振幅差人眼无法观察。而相差显微镜通过改变这种相位差，并利用光的衍射和干涉现象，把相差变为振幅差来观察活细胞和未染色的标本。相差显微镜和普通显微镜的区别是：用环状光阑代替可变光阑，用带相板的物镜代替普通物镜，并带有一个合轴用的望远镜。

与普通光学显微镜相比，相差显微镜有另外两个部件：一个是位于物镜后聚焦面的相板；另外一个是与相板相匹配的位于聚光器上的环形光阑，它是一个黑色圆盘，上面带有一个透明圈，相板上有一环状区域，经过其中的光线不会发生改变，而经过环状区域以外的其他区域的光线则会被延迟 1/4 波长 (λ)。

带有环状光阑的聚光器可以产生中空的光锥，当光锥通过细胞的时候，部分光线会由于标本中各结构密度与折射率的不同发生偏斜，被推迟 $1/4\lambda$，由这些光线汇聚形成了被检物体的一个图像，未发生偏斜的直射光照射到位于相板上的环形区域，而衍射光则会错过这一区域而从相板上的其他区域穿过。由于相板可以使通过的衍射光再被推迟 $1/4\lambda$，直射光与衍射光之间就会存在1/2的相位差，当两者汇聚在一起时，这部分就会相互抵消而呈现出较暗的图像。

使用方法如下：

（1）制备标本片。

（2）将标本置于载物台上。

（3）先转至 10 倍物镜，同时将环形光阑也调至 10 倍位置，用粗调节旋钮和细调节旋钮将物像调至清晰。

（4）将目镜取下，换上合轴调整望远镜，调整至亮环与暗环都清晰，固定合轴调整望远镜。

（5）调节聚光器至两环相互重叠。

（6）将目镜重新安上，用细调节旋钮将图像调节清晰并观察。

（7）按同样的方法分别用 40 倍物镜和油镜观察，同时要将环形光阑也调至相应位置。记录观察结果。

（8）按照相同的步骤在 40 倍物镜下观察。

四、电子显微镜

光学显微镜的最高分辨率大约为 $0.2\mu m$，因此只能用来观察细菌的一般形态特点，对于细菌内部结构或病毒的构造则无能为力。电子显微镜就能够克服这些不足，常用的电子显微镜有两种：透射电子显微镜（transmission electron microscope，TEM）和扫描电子显微镜（scanning electron microscope，SEM）。

（一）透射电子显微镜

透射电子显微镜结构复杂，但其基本操作原理与光学显微镜相似，只不过电子显微镜以光子束代替光线，以磁场代替透镜。光学显微镜在观察标本时主要受到使用光波波长的限制。TEM 以电子束作为"光源"，这种极短的波长使其分辨率能够比光学显微镜提高数千倍。

在真空条件下，由电子枪中加热的钨丝发射出电子束。与光学显微镜中用玻璃透镜汇聚光线不同的是，TEM 用电磁场将电子束进行汇聚。当电子束穿过标本时，一部分电子会发生散射，密度较大的部位会散射更多电子，成像就会较暗，而电子穿透过的区域则比较明亮。电子束经过磁场透镜汇聚后就会在荧光屏上呈现出被放大的图像，可直接用于研究或利用相机拍摄下来。

TEM 用于观察细胞的内部结构或者病毒构造。由于电子不能穿过厚的物体，因此被检样本必须制备成超薄切片，并用金属染色以增强其图像对比度。

样本的制备方法由所用电镜类型及标本性质决定。常用方法之一就是负染色，利用金属原子作为电子染料包裹在未染色的生物学样品外来成像。重金属可以使拍摄结果中的背景变暗，而样品呈现出光亮的效果。本实验将介绍如何制备轮状病毒负染色标本。

使用方法如下：

（1）取经聚乙二醇浓缩的病毒悬液，滴在有 Formvar 膜的铜网上。

（2）以滤纸吸收过多标本，然后趁铜网未干燥时滴上磷钨酸溶液，染色 5min。

（3）将多余染液以滤纸吸干，待样品干燥后，先置低倍光学显微镜下检查，挑选制片效果较好的铜网置透射电镜下观察。

（4）在电镜荧光屏上，可见到灰暗背景下类似车轮状的明亮的病毒颗粒。

（二）扫描电子显微镜

扫描电子显微镜是 1965 年发明的较现代的细胞生物学研究工具，主要是利用二次电子信号成像来观察样品的表面形态，即用极狭窄的电子束去扫描样品，通过电子束与样品的相互作用产生各种效应，其中主要是样品的二次电子发射。二次电子能够产生样品表面放大的影像，这个影像是在样品被扫描时按时序建立起来的，即使用逐点成像的方法获得放大像。

SEM 的工作原理是用一束极细的电子束扫描样品，在样品表面激发出次级电子，次级电子的多少与电子束入射角有关，也就是说与样品的表面结构有关，次级电子由探测体收集，并在那里被闪烁器转变为光信号，再经光电倍增管和放大器转变为电信号来控制荧光屏上电子束的强度，显示出与电子束同步的扫描图像。图像为立体形象，反映了标本的表面结构。为了使标本表面发射出次级电子，标本在固定、脱水后，要喷涂上一层重金属微粒，重金属在电子束的轰击下发出次级电子信号。

使用方法如下：

1. 样品制备 要求样品干燥并且能导电。

（1）取一个样品台，用竹签粘少量导电胶涂在样品台的表面。在胶未干之前，将样品撒在胶上，使样品疏松、分散。

（2）用吸耳球轻吹样品，使未粘牢的样品脱落，放在培养皿中备用。

（3）将已处理好的干燥样品置于真空喷镀仪的台上进行喷涂。

（4）喷镀后的样品用导电胶粘在金属的样品台上，即可送入扫描电镜观察。

2. 扫描电镜操作

（1）开机：打开总电源，接通冷却循环水，打开真空泵，真空度达到一定高度时，打开扫描电镜电源。

（2）添加或更换样品。

（3）调节加速高压和聚光器电流。

（4）选择观察视野，确定放大倍数。

（5）低倍到高倍镜成像观察。

（6）图像拍照。

（7）关机：关高压电源，再关总电源，最后，待泵凉后关掉冷却水。

五、激光扫描共聚焦显微镜

激光扫描共聚焦显微镜（confocal laser scanning microscope，CLSM）是 20 世纪 80 年代发展起来的一项具有划时代的高科技产品，它是在荧光显微镜成像基础上加装了激光扫描装置，利用计算机进行图像处理，把光学成像的分辨率提高了 30%～40%，使用紫外线或可见光激发荧光探针，从而得到细胞或组织内部微细结构的荧光图像，在亚细胞水平上观察诸如 Ca^{2+}、pH 值，膜电位等生理信号及细胞形态的变化，成为形态学、分子生物学、神经科学、药理学、遗传学等领域中新一代强有力的研究工具。激光共聚焦成像系统能够用于观察各种染色、非染色和荧光标记的组织和细胞等，观察研究组织切片、细胞活体的生长发育特征，研究测定细胞内物质运输和能量转换。能够进行活体细胞中离子和 pH 值变化研究（RATIO）、神经递质研究、微分干涉及荧光的断层扫描、多重荧光的断层扫描及重叠、荧光光谱分析、荧光各项指标、荧光样品的时间延迟扫描及动态构件组织与细胞的三维动态结构构件、荧光共振能量的转移的分析、荧光原位杂交研究（FISH）、细胞骨架研究、基因定位研究、原位实时 PCR 产物分析、荧光漂白恢复研究（FRAP）、胞间通讯研究、蛋白质间研究、膜电位与膜流动性研究等，完成图像分析和三维重建等分析。

CLSM 已经在各种医学领域广泛应用，涉及医学、动物学、生物化学、细菌学、细胞生物学、组织胚胎学、食品科学、遗传学、药理学、生理学、光学、病理学、植物学、神经科学、海洋生物学、材料学、电子科学、力学、石油地质学、矿产学等。

使用方法如下：

（1）开启仪器电源及光源：一般先开启显微镜和激光器，再启动计算机，然后启动操作软件，设置荧光样品的激发光波长，选择相应的滤光镜模块。以便光电倍增管（photo multiplier tube，PMT）检测器能得到足够的信号结果。使用汞灯的注意事项同普通荧光显微镜。

（2）设置相应的扫描方式：在目视模式下，调整所用物镜放大倍数，在荧光显微镜下找到需要检测的细胞。切换到扫描模式，调整双孔针和激光强度参数，即可得到清晰的共聚焦图像。

注意事项如下：

（1）仪器周围要远离电磁辐射源；

（2）环境无震动，无强烈的空气扰动；

（3）室内具有遮光系统，保证荧光样品不会被外源光漂白；

（4）环境清洁；

（5）控制工作温度在 5～25℃。

参 考 文 献

曹雪涛. 2010. 免疫学技术及其应用 [M]. 北京：科学出版社.

曹雪涛. 2009. 精编免疫学实验指南 [M]. 北京：科学出版社.

洪秀华. 2005. 临床微生物学和微生物检验实验指导 [M]. 2 版. 北京：人民卫生出版社.

黎燕，冯健男，张纪岩. 2008. 分子免疫学实验指南 [M]. 北京：化学工业出版社.

李柏青，张林杰. 2004. 医学免疫学实验教程 [M]. 合肥：安徽科学技术出版社.

刘辉. 2007. 临床免疫学与检验实验指导 [M]. 3 版. 北京：人民卫生出版社.

倪语星，尚红. 2012. 临床微生物学检测 [M]. 5 版. 北京：人民卫生出版社.

牛微，杨塑，明空，等. 2007. 免疫磁珠法分离人外周血 CD4$^+$CD25$^+$ 调节性 T 细胞 [J]. 免疫学杂志，23（4）：449-451.

王兰兰，许化溪. 2012. 临床免疫学检验 [M]. 5 版. 北京：人民卫生出版社.

吴爱武. 2011. 临床微生物学检验实验指导 [M]. 4 版. 北京：人民卫生出版社.

吴松刚. 2004. 微生物工程 [M]. 北京：科学出版社.

吴雄文. 2002. 常用免疫学实验技术 [M]. 武汉：湖北科学技术出版社.

徐威. 2004. 微生物学实验 [M]. 北京：中国医药科技出版社.

叶明. 2009. 微生物学实验技术 [M]. 合肥：合肥工业大学出版社.

张松. 2005. 食用菌学 [M]. 广州：华南理工大学出版社.

周邦靖. 1986. 常用中药的抗菌作用及其测定方法 [M]. 重庆：科学技术文献出版社重庆分社.

周长林. 2010. 微生物学实验与指导 [M]. 2 版. 北京：中国医药科技出版社.

朱道银，吴玉章. 2008. 免疫学实验 [M]. 北京：科学出版社.

朱旭芬. 2011. 现代微生物学实验技术 [M]. 杭州：浙江大学出版社.

于伟光，顾红缨. 2004. 医学免疫学与微生物学实验指导 [M]. 长春：吉林科学技术出版社.

J. P. 哈雷. 2012. 图解微生物实验指导 [M]. 谢建平，译. 北京：科学出版社.

CHASE K A, GAVIN D P, GUIDOTTI A, et al. 2013. Histone methylation at H3K9：Evidence for a restrictive epigenome in schizophrenia [J]. Schizophr Res, 149 (1-3)：15-20.

ZHOU F, CHEN XY, ZHUANG YL, et al. 2011. Low-dose mifepristone increases uterine natural killer cell cytotoxicity and perforin expression during the receptive phase [J]. Fertil Steril，96 (3)：649-653.